Katharina Gattiker-Bertschinger: Einfach schlank!

W0206782

VAK CONCEPT

Katharina Gattiker-Bertschinger

Einfach schlank!

So kriegt der Kummerspeck sein Fett weg

Illustriert von Britta van Hoorn

Brain-Gym®-Zeichnungen: Haralds Klavinius

VAK CONCEPT

VAK Verlags GmbH
Kirchzarten bei Freiburg

Vorbemerkung des Verlags
Dieses Buch dient der Information über Möglichkeiten der Gesundheitsvorsorge und Selbsthilfe. Wer sie anwendet, tut dies in eigener Verantwortung. Autorin und Verlag beabsichtigen nicht, Diagnosen zu stellen und Therapieempfehlungen zu geben. Die Informationen in diesem Buch sind nicht als Ersatz für professionelle medizinische Behandlung bei gesundheitlichen Beschwerden zu verstehen.

Bibliografische Information der Deutschen Bibliothek
Die Deutsche Bibliothek verzeichnet diese Publikation in der Deutschen Nationalbibliografie; detaillierte bibliografische Daten sind im Internet über http://dnb.ddb.de abrufbar.

Lektorat: Nadine Weber
Umschlag: Hugo Waschkowski, Freiburg
Illustrationen: Britta van Hoorn, Hamburg; Haralds Klavinius, Würzburg (S. 63–65)
Satz und Druck: Mediaprint, Paderborn
Printed in Germany
ISBN 3-935767-42-0

Inhalt

Einleitung

In diesem Buch werden Sie keine Rezepte für kalorienarme Salatsoßen oder für andere schlank machende Gerichte finden. Stattdessen wird auf die vielen verschiedenen emotionalen, gesellschaftlichen, energetischen und spirituellen Aspekte sowie auf negative Glaubenssysteme oder Vorurteile eingegangen, die für reales oder vermeintliches Übergewicht verantwortlich sein können.

Wie dieses Buch benutzt werden kann

Am Ende der Abschnitte über die Hintergründe von Essstörungen oder Übergewicht finden Sie einen Zielsatz, eine Affirmation, oder aber einen Vorschlag zur Verhaltensänderung. Dieser Zielsatz stellt im engeren oder weiteren Sinne die positive Umkehrung des negativen Glaubenssystems dar, denn das Unterbewusstsein lässt sich mit positiven Glaubenssätzen programmieren. (Solche Glaubenssätze sind zum Beispiel „Ich habe eine gute Figur".) Die Arbeit mit diesen Zielsätzen, kombiniert mit bestimmten Übungen, hat sich in der Praxis immer wieder bewährt: Es ist ein einfaches und wirksames Training zur Änderung ungeliebter Gewohnheiten oder negativer Glaubenssysteme, die für Übergewicht mitverantwortlich sind.

Fühlen Sie sich von einem der beschriebenen Gründe für Übergewicht oder von einem der negativen Glaubenssysteme angesprochen, so notieren oder markieren Sie sich den dazugehörigen Zielsatz, der in Kombination mit der am Ende des Buches angegebenen Übungsfolge einen Monat lang täglich mindestens einmal, besser aber mehrmals laut gesprochen werden sollte. Diese Übungsabfolge hilft, neue positive Programme anstelle der bisherigen negativen Glaubenssätze in Ihr Unterbewusstsein, in Körper *und* Geist, einzuprägen.

So sind die Übungen und Affirmationen noch wirksamer

Bei manchen Themen, häufig bei denen, die Ihnen besonders wichtig sind, kann eine psychische Umkehrung vorliegen. Dabei handelt es sich um eine vorbewusste oder unbewusste Einstellung, die genau das boykottiert, was Sie erreichen wollen: Wenn Sie also ein bestimmtes Ziel vor Augen haben (z.B. abnehmen), Sie sich jedoch so verhalten, als wollten Sie genau das Gegenteil erreichen, dann liegt solch eine psychische Umkehrung vor. In diesem Fall können Sie tun, was Sie wollen, und sich noch so sehr bemühen – Sie werden nicht zum Ziel kommen.

Daher sollten Sie vor jeder Übung und Affirmation, die Sie einsetzen möchten, folgende Methode zur Aufhebung der psychischen Umkehr anwenden:

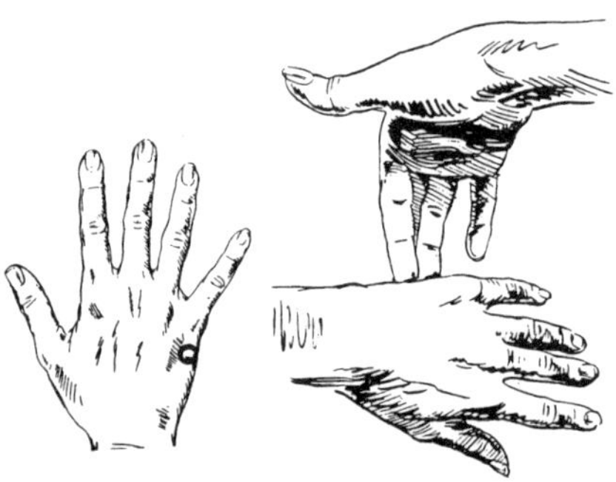

Klopfen Sie den Punkt auf dem Handrücken und sagen Sie laut:

„Ich liebe und akzeptiere mich von ganzem Herzen, auch wenn ich dieses Problem (Sie können es auch beim Namen nennen) *habe".*

Wichtig: Bitte denken Sie daran, diese Technik vor jeder Übung und Affirmation einzusetzen! Mehr zu dieser Methode können Sie nachlesen bei Roger J. Callahan, *Der unwiderstehliche Drang,* VAK 2002 (vgl. Literaturverzeichnis).

Essen in seiner kulturellen und sozialen Bedeutung

Essen hat, abgesehen von seiner Bedeutung für unser Überleben, noch viele andere Facetten: Es ist Kultur, Ritual, Tradition, soziales Miteinander, Feiern, Liebe zeigen und erhalten (die Liebe geht durch den Magen!), Genuss. Aber Essen kann auch eine Kompensation sein für das, was uns fehlt im Leben. Es kann Trost in schwierigen Lebenslagen sein und bei fehlender Gesellschaft helfen, es ist Belohnung für harte Arbeit, für Leistung, für Durchhaltevermögen. Essen kann Schutz vor Langeweile sein, vor Verletzungen, vor Beziehungen, die uns wehtun (könnten). Der angefutterte Kummerspeck wird zum Schutzpanzer, der uns hilft, im harten Alltag zu bestehen oder unangenehme Dinge, Situationen oder Menschen auf Distanz zu halten.

Tatsächliches oder auch vermeintliches Übergewicht hat - wie wir alle wissen - viele Gründe, dazu gehören versteckte emotionale genauso wie körperliche Ursachen. Gewohnheiten, vererbte Ernährungsmuster und Figur sind *maß- und formgebend.* Oft sind emotionale und andere Saboteure am Werk und führen dazu, dass zu schnell, zu häufig, zu unbedacht und das Falsche gegessen wird. Außerdem führen falsche Ideale, falsche Informationen und tradierte Vorurteile darüber, welche Nahrungsmittel kulinarische „Dickmacher“ sein sollen, erst recht dazu, dass die Betroffenen sich falsch ernähren und deshalb nicht abnehmen.

Der individuell bestimmte nachhaltige Ernährungsplan

Seit vielen Jahren arbeite ich erfolgreich mit Einzelnen und mit Gruppen an dem Ziel, „nachhaltig“ abzunehmen. Den dauerhaften Gewichtsverlust (10–15 kg bei massivem Übergewicht, 6–10 kg bei mittlerem Übergewicht) haben mir viele Klientinnen schriftlich bestätigt. Hierbei kommen bekannte kinesiologische Methoden zum Einsatz – das Finden und Auflösen von negativen Glaubenssystemen. Der individuell bestimmte nachhaltige Ernährungsplan wird mithilfe kinesiologischer Verfahren ausgetestet. Dieser Essensplan, von der eigenen Körperweisheit bestimmt, nimmt Rücksicht auf individuelle Vorlieben und Abneigungen und ist weder extrem oder einseitig noch schwierig einzuhalten. Niemand braucht zu hungern. Es darf gegessen werden was schmeckt, die Vorgehensweise besteht im Wesentlichen darin, auf einige wenige, durch den Muskeltest oder mithilfe anderer energetischer Testverfahren als unverträglich sich abzeichnende Nahrungsmittel zu verzichten (siehe Kapitel „Nahrungsmittelliste zum Austesten von Unverträglichkeiten"). Durch längerfristiges Beobachten und regelmäßiges Motivieren der „Abnehmwilligen" können sehr gute Erfolge verzeichnet werden.

Wie wird der Ernährungsplan bestimmt?

Nach meiner Erfahrung finden sich bei jedem Menschen bestimmte individuelle Nahrungsmittelunverträglichkeiten, welche die unterschiedlichsten Beschwerden verursachen können, von Völlegefühl, Verdauungsbeschwerden und Hautausschlägen über chronische Krankheiten und Herzprobleme bis hin zu unnötigem Übergewicht. Verzichtet man für eine Weile auf diese Nahrungsmittel (die optimale Karenzzeit beträgt zwischen acht Wochen und drei Monaten), so gibt man dem Körper Zeit, sich zu erholen. Zahlreiche Beschwerden verschwinden dann ganz von alleine. Nach solch einer Karenzzeit werden viele der vorher unverträglichen Nahrungsmittel wieder gut vertragen; es ist jedoch von Vorteil, einige davon für immer vom persönlichen „Speisezettel" zu streichen.

Wenn Sie Erfahrung im kinesiologischen Muskeltesten haben, so ist eine individuelle Bestimmung der wegzulassenden Nahrungsmittel einfach und schnell möglich. Alternativ sollten Ungeübte eine kinesiologische Praxis aufsuchen, wo Sie eine eventuelle Unverträglichkeit von Lebensmitteln austesten lassen können.

Was fehlt?

Wichtig ist, herauszufinden, was genau im Leben der Klienten fehlt und mit zu viel Essen kompensiert werden muss. Außerdem sollte das fehlende, das nicht entwickelte Potenzial - sei es das Singen in einem Chor, eine handwerkliche oder anderweitig kreative Tätigkeit oder eine berufliche oder persönliche Neuorientierung -, mithilfe von kinesiologischen Methoden aufgespürt und die Klienten dorthin geführt werden.

Emotionale Ursachen

Einem falschen Ideal nacheifern

Es gibt viele Wege und Methoden, uns zu verunsichern und uns das Vertrauen in uns selbst zu nehmen. Man will uns glauben machen, dass wir, so wie wir sind, nicht „gut genug" wären. Die Werbeindustrie verstand es schon immer meisterhaft, uns einzureden, dass wir noch „verbesserungsbedürftig" wären – wenn wir jedoch Produkt XYZ kaufen, dann könnten wir das Defizit wenigstens vorübergehend wieder wettmachen ... Zahlreiche, ständig wiederholte TV-Spots machen uns auf „hässliche" Schuppen auf den Kleidern aufmerksam (Kaufen Sie Shampoo Marke X), auf glänzende Haut und glänzende Nase (verwenden Sie Puder Marke Y), auf junge Falten um die Augen, die nur von der betreffenden Person und auch dann nur mit dem Vergrößerungsspiegel gesehen werden können (dafür gibt es Augencreme Marke Z). Und dann dürfen wir auch nicht mehr so riechen wie Gott uns gemacht hat (dieser Geruch zieht unter anderem den richtigen Partner an!), nein, da muss Deodorant A und Parfum oder Rasierwasser B her ... Auch alle Statussymbole basieren darauf, dass eine Person sich minderwertig fühlt, wenn sie nicht dasselbe tolle Auto besitzt, die gleiche modische Kleidung trägt wie die „Elite" und ihre Kinder, wenn sie nicht dieselben Klubs, Ferienorte oder Schulen besucht.

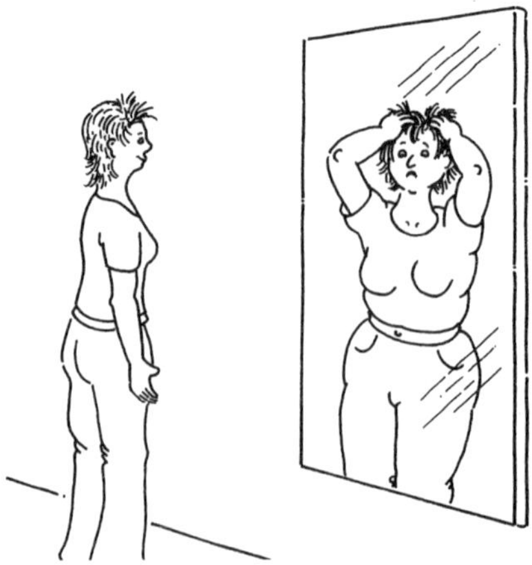

Ich bin gut, so wie ich bin

Bevor wir uns auf das Thema „Abnehmen" einlassen, ist es also von größter Wichtigkeit, dass wir uns so lieben und akzeptieren, wie wir sind. Nichts raubt uns mehr Energie und Kraft, als der ständige Zweifel, ob wir „in Ordnung" sind oder nicht. Denn wir brauchen diese Energie und Kraft in der heutigen Zeit mehr denn je für weitaus konstruktivere Tätigkeiten, um uns selbst aufzubauen, um Gutes zu bewirken, für und in uns selbst, in Familie und Beruf.

Kein Körperbau gleicht dem Anderen: Es gibt Menschen mit „schweren Knochen", Menschen, die vollleibiger sind als andere, die jedoch völlig gesund und ganz „normal" sind. Ein einziger „Rundumblick" im Schwimmbad genügt, um zu zeigen, dass die etwas besser beleibten Rubens-Figuren meist attraktiver und lebendiger wirken, als bis auf die Knochen abgemagerte „Klappergestelle". Schon längst ist erwiesen, dass die von Experten errechneten Idealgewichte und BMI-Indexe unrealistisch sind. In Großbritannien ging der Premierminister sogar so weit, einen Aufruf an die Medien zu richten, damit diese nicht weiterhin das Schönheitsideal der Superschlanken propagieren – und dadurch einen Großteil der jungen Mädchen und Frauen in ihrem Selbstwert- und Lebensgefühl schwer beeinträchtigen und durch die dauernde Fehlpropaganda lebensgefährliche Essstörungen wie Bulimie und Anorexie sowie den Missbrauch von Medikamenten, die Durchfall erzeugen, fördern.

Ausprogrammieren des Sabotagesatzes bzw. positiver Zielsatz:
„Ich habe es nicht mehr nötig, mich abzulehnen."
„Ich bin gut und in Ordnung, so wie ich bin."

Verhängnisvoller Beginn lebenslanger Essstörungen in der Pubertät

Bei sehr vielen Menschen mit Gewichtsproblemen begannen diese Probleme (unnötigerweise) in der Pubertät – denn eigentlich waren diese Jugendlichen gar nicht zu dick. Die Ursachen sind zahlreich: Aus Unsicherheit, um einem Teenager-Idol nachzueifern, um der Mutter zu widersprechen oder um in einer Gruppe, die sich auf „Wettabmagern" versteift hat, mithalten zu können. Diese Jugendlichen erliegen der irrigen Meinung, sie wären (noch) nicht schön genug und beginnen, sich dauernd kritisch im Spiegel zu begutachten. Schon bald ist der unselige Beschluss gefasst, die vermeintlich überflüssigen Kilos um jeden Preis wegzuhungern – mit fatalen Folgen. Wenn sich der Körper einmal bei seinem Normalgewicht eingependelt hat, muss man sich schon sehr anstrengen, um es zu verändern, sei es nach unten oder auch nach oben. Dies geht meist nur mit „Gewalt" – also durch schwere Krankheit, forcierte Hungerkuren oder Bulimie. Zu diesem kritischen Zeitpunkt wird der Grundstein für den Jo-Jo-Effekt, für anhaltende Essstörungen, die lebensbedrohlich werden können, gelegt.

„Ich bin gut, so wie ich bin" bedeutet nicht, dass man nicht an sich arbeiten soll und darf, jedoch muss solch ein Schritt aus einer Position der Stärke heraus geschehen, nicht aufgrund eines Minderwertigkeitsgefühls.

Ausprogrammieren des Sabotagesatzes bzw. positiver Zielsatz:
„Ich habe es nicht mehr nötig, mich schlecht zu fühlen, bei dem Gedanken, wer ich bin."
„Ich fühle mich gut bei dem Gedanken, wer ich bin."

Junge Menschen sind häufig unzufriedener mit ihrem Aussehen und Gewicht als Ältere

Je älter jemand ist, umso klarer wird, dass gutes Aussehen, Erfolg und Power nicht von der Anzahl der Fältchen, von den Kilos oder der Körpergröße abhängen, sondern von der inneren Einstellung, der Lebensperspektive, die man sich schafft, den guten Angewohnheiten – genügend Bewegung, frische Luft, gesunde Ernährung, Humor und gelassene Einstellung. Dazu gehört auch, dass man Ja sagt zu sich selbst, sich selbst mag, sich wertschätzt und eine positive Ausstrahlung hat!

Ausprogrammieren des Sabotagesatzes bzw. positiver Zielsatz:
„Ich habe es nicht mehr nötig, mich selbst nicht zu mögen."
„Ich mag mich und wertschätze mich, so wie ich bin."

Die Ausstrahlung

Schauen Sie sich um und beobachten Sie Ihre Mitmenschen: Wen finden Sie attraktiver? Die Person mit der Idealfigur oder die Person, deren Figur nicht ganz dem gegenwärtigen modischen Idealbild entspricht, die jedoch überzeugend strahlt, sich harmonisch bewegt und zufrieden lacht?

Häufig kommen Menschen in den Kurs „Schlank durch Kinesiologie", bei denen man sich fragt, weshalb – um Himmels willen – sie wohl hier sind. Sind es andere, versteckte Themen, die, indem die eigene Aufmerksamkeit auf die wenigen Kilos vermeintlichen Übergewichts gerichtet wird, überdeckt werden sollen? Gibt es andere Dinge, die im Leben dieser Personen fehlen?

Ausprogrammieren des Sabotagesatzes bzw. positiver Zielsatz:
„Ich habe es nicht mehr nötig, ein schlechtes Gefühl mir gegenüber zu haben."
„Ich fühle mich gut mir gegenüber."

Statussymbole als Lückenfüller

Mangelndes Selbstwertgefühl kann mit Statussymbolen wie Autos, Marken- und Luxusartikeln, Ferien am „richtigen“ Ort, wo sich prominente Menschen aufhalten, oder Mitgliedschaften bei den „richtigen“ Klubs gekauft oder zumindest „aufgemöbelt“ werden. Der fehlende Sinn des eigenen Lebens, mangelnde Jenseitsinhalte, werden durch Jugendwahn ersetzt. Die abnehmende Jugendlichkeit wird durch Lifestyle-Medikamente verlängert – Hormone, Medikamente zur Erhaltung der Sexualkraft, Pillen zum Abnehmen oder zur Erhaltung der straffen Haut.

Ausprogrammieren des Sabotagesatzes bzw. positiver Zielsatz:
„Ich habe es nicht mehr nötig, andere zu beeindrucken.“
„Ich fühle mich gut, ohne andere beeindrucken zu müssen.“

Erziehung

Essen als Belohnung

Viele Menschen wurden in der Kindheit mit Süßigkeiten für braves, artiges Verhalten belohnt. Die Belohnung bestand also in etwas, das man kaufen konnte - anstatt den Kindern Liebe, Zuwendung, Lob und Ermutigung, Zeit oder Zärtlichkeit zu geben. Dies führt im Erwachsenenalter häufig zu der schlechten Angewohnheit, sich mit Essen zu belohnen.

Ausprogrammieren des Sabotagesatzes bzw. positiver Zielsatz:
„Ich habe es nicht mehr nötig, mich mit Essen zu belohnen."
„Ich sorge gut für mich."

Immer den Teller leer essen

In Zeiten, als Nahrungsmittel sehr knapp und daher besonders wertvoll waren, waren wohlmeinende Eltern häufig der Meinung, sie müssten ihre Sprösslinge dazu anhalten, den Teller immer ganz leer zu essen. Wenn auch Sie so erzogen wurden und jetzt abnehmen möchten, können Sie sich mit einer einfachen Taktik selbst überlisten: Benutzen Sie immer einen kleinen Teller und füllen sie ihn randvoll mit appetitlichen Speisen in allen Farben, mit grünem Salat, roten Tomaten, schwarzen Linsen oder Oliven, gelbem Mais, weißem Quark oder Sauerrahm, Blaukohl. Wenn Sie diesen Teller leer gegessen haben, werden Sie für eine ganze Weile kein Hungergefühl mehr verspüren und nachhaltig und langfristig genährt sein.

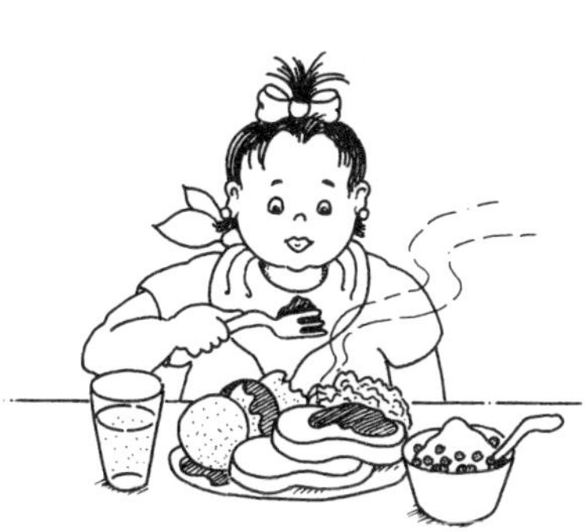

Vorschlag einer Verhaltensänderung:
Kleine Teller benutzen, diese ganz füllen.

Kinder allein erziehender Mütter oder Väter – irgendetwas aus dem Kühlschrank ...

Kinder, deren Mütter oder Väter lange Stunden außer Haus arbeiten, um den Lebensunterhalt zu verdienen, sind häufig sich selbst überlassen und ernähren sich bei Heißhunger direkt aus dem Kühlschrank von kalten, fettigen Fertigprodukten, Kuchen oder Schokolade. Als Erwachsene fällt es vielen Menschen dann schwer, zumal sie im Berufsleben stehen und oftmals viele Überstunden leisten müssen, diese Angewohnheit abzulegen.

Vorschlag einer Verhaltensänderung:

Am Wochenende für die Woche vorkochen.

Aus einer Mahlzeit einen besonderen Anlass machen: Benutzen Sie schönes Geschirr, Besteck, Tischwäsche, Gläser, essen Sie bei Kerzenschein, führen Sie schöne Gespräche ...

Weil ich es nicht verdient habe ...

Menschen, die als Kinder oft bestraft und kritisiert wurden, die nur dann beachtet wurden, wenn etwas nicht in Ordnung war, die nie erfahren haben, dass sie als Mensch liebenswert sind, denken häufig, sie hätten nichts anderes verdient – weder eine gute Arbeit, noch einen passenden Partner, der sie gut behandelt, oder eine schöne Figur. So begnügen sie sich in jedem Bereich mit dem Zweit- oder sogar nur Drittbesten und übertünchen ihre Unzufriedenheit mit Naschen und Knabbern – häufig auch noch von minderwertigen Nahrungsmitteln!

Ausprogrammieren des Sabotagesatzes bzw. positiver Zielsatz:

„Ich habe eine gute Figur (Job, Partner) verdient."

„Ich bin es wert, eine gute Figur und einen schönen Körper zu haben."

Einschneidende Erlebnisse – Trauma, Missbrauch, Wut, Angst

Verschweißte Panikprogramme im Gehirn

Was geschieht in einer Notfallsituation im Gehirn, wenn keine Zeit bleibt, um zu überlegen? Bei Autounfällen, bei einem Angriff, sogar in der Geisterbahn, wo Papierschlangen wie aus dem Nichts auftauchen und uns anfauchen? Wie der Gehirnforscher Ian Robertson in seinem Buch *Das Universum in uns* darlegt, übernimmt in solchen Notfällen ein älterer, robusterer Teil des Gehirns die Führung, um unser Überleben zu sichern. Unterhalb der Großhirnrinde – dem Teil des Gehirns, welches das rationale, vernünftige und überlegte Handeln beim Menschen steuert – sind zwei mandelförmige Hirnstrukturen gelegen, die so genannte Amygdala (Mandelkern). Die Amygdala prüft eintreffende Informationen auf ihren emotionalen Gehalt und kann drohende Gefahren im Bruchteil einer Sekunde registrieren und so das „Kommando" übernehmen: Bei einem Verkehrsunfall wird man sich beispielsweise, wenn man Glück hat und ohne zu wissen, wie dies geschehen ist, keuchend und schwitzend am Straßenrand wiederfinden, nachdem man sich mit einem Sprung vor dem Überfahrenwerden gerettet hat.

Die Amygdala ist Teil des so genannten limbischen Systems, des Zentrums unserer unterbewussten emotionalen Verarbeitung. Sinnesinformationen aus der Außenwelt werden sowohl an die Großhirnrinde wie auch an die Amygdala weitergeleitet. Ist die Sinnesempfindung mit Gefahr verbunden, so wird zuerst die Amygdala, noch vor der Großhirnrinde, aktiviert. Die Amygdala steuert unsere „instinktiven Gefühle", wobei sie nicht differenziert und auch Fehler machen kann. (Ein Beispiel hierfür ist die Reaktion in der Geisterbahn: Obwohl wir *wissen*, dass die Schlange nur aus Papier ist, *reagieren* wir dennoch mit Angst und Panik.)

Wenn Belanglosigkeiten Angst oder Panik auslösen ...

Bei einem Unfall, einem Trauma, werden die Nervenzellen, die Informationen wie Geruch, Emotionen und all die übrigen Umstände speichern, die zu diesem Zeitpunkt vorherrschten, eng mit den Nervenzellen verknüpft, die uns mit panischer Angst reagieren lassen. Bedrohliche Ereignisse werden im Gehirn zusammen mit dem emotionalen Gehalt „verschweißt", der ihnen von der Amygdala zugeschrieben wird, und hinterlassen so unauslöschliche Spuren. Das Gehirn ist daher in der Lage, sich vor nahezu allem zu fürchten, vorausgesetzt, dieses Etwas wird mit extremer Angst assoziiert. Dies können Gerüche, Farben, Töne, Temperaturen und sogar die Augenstellung sein, die zu diesem Zeitpunkt vorherrschten. So lässt sich auch der Mechanismus erklären, dem Phobien häufig folgen und die durch eigentlich bedeutungslose Reize ausgelöst werden können: Wiederholt sich ein solcher Reiz, dann reagieren wir oft irrational, da der neue Auslöser die bereits gemachte negative emotionale Erfahrung wieder wachruft.

Diese Art von (schädlichem) „emotionalem Lernen" kann wirkungsvoll eingesetzt werden, um Menschen zu manipulieren – und zwar mit bestem Erfolg, wenn wir uns dessen nicht bewusst sind. Die Amygdala und das limbische System kennen ein bewährtes Mittel zur Beruhigung solcher Ängste: Essen, ohne dass man es „merkt"!

Keinen Bezug zu sich selbst haben: „Es isst"

Sehr häufig haben übergewichtige Personen keinen Bezug zu sich selbst. Eine vielfach benutzte Redewendung ist in diesem Kontext „es isst", denn die Betroffenen merken nicht einmal, dass sie essen. Sie stellen lediglich fest, dass die Tüte mit den Plätzchen oder Erdnüssen plötzlich leer ist, obwohl sie eigentlich etwas völlig anderes gemacht hatten. Meiner Erfahrung nach handelt es sich hierbei um abgespaltene Persönlichkeitsteile, die durch traumatische frühkindliche Erlebnisse Teil des Unterbewusstseins geworden sind, und so die Betroffenen zum Essen animieren, um die „Dauerwunde", die tief sitzende Verletzung zu beruhigen. Wie Ian Robertson in seinem Buch weiter ausführt, führen solche frühkindlichen traumatischen Erlebnisse zu einer besonderen Form des (negativen) Lernens beziehungsweise zu negativer Konditionierung. Diese evolutionsgeschichtlich alten Reaktionsweisen sind instinktive Handlungen und unserem Bewusstsein und der Vernunft entzogen. Stark übergewichtige Menschen verdienen deshalb unser Mitgefühl!

Missbrauch

Dies ist ein sehr heikles Thema. Bei Menschen, die so etwas erleben mussten, gilt es, das Trauma aufzulösen, die Abscheu, die sich auch gegen einen selbst richtet und in selbstzerstörerisches Verhalten münden kann, in ein Annehmen umzuwandeln. Die Auflösung von Traumata durch Missbrauch gehört auf jeden Fall in kompetente und professionelle Hände. Aus diesem Grund kann an dieser Stelle auch kein Vorschlag für einen Zielsatz gemacht werden.

Übergewicht – von der Überlebensstrategie zur Selbstzerstörung

In meiner täglichen Praxis erlebe ich immer wieder, dass übergewichtige Klienten sehr gute, wenn nicht gar überlebenswichtige Gründe für ihr Übergewicht haben. Diese „Polster" dienen dann im wahrsten Sinne des Wortes als (Schutz-) Panzer, sie lassen die Personen mächtiger scheinen, als sie es innerlich wirklich sind. Häufig haben diese Panzerungen eine Abwehrfunktion oder sind die Reaktion auf zurückliegende Traumata. Das Übergewicht soll bewirken, dass niemand diesen Betroffenen mehr zu nahe kommt.

Solche Erfahrungen können dazu führen, dass die betroffenen Personen eigentlich nicht mehr leben wollen. Dieser Wunsch bleibt jedoch im Unterbewusstsein bestehen und wirkt von dort aus als selbstzerstörerisches Verhalten. Zu Selbstzerstörung gehört auch übermäßiges Essen, bis sich die Betroffenen kaum mehr bewegen oder normal leben können (Stühle werden zu eng, die normale Fortbewegung ist eingeschränkt). Häufig wird diese selbstzerstörerische Tendenz verstärkt durch die tägliche Frustration über das Übergewicht, durch den Blick in den Spiegel, auf die Waage. Nur wenigen Betroffenen ist bewusst, dass Übergewicht auch solche Ursachen haben kann. Das Aufdecken dieser Zusammenhänge mithilfe kinesiologischer Methoden kann in einigen Fällen ein rasches Abnehmen bewirken, oft führt das Bewusstwerden solcher Ursachen zwar zu großer seelischer, jedoch nicht immer auch zu körperlicher Erleichterung.

Ausprogrammieren des Sabotagesatzes bzw. positiver Zielsatz:
„Ich habe es nicht mehr nötig, mich selbst abzulehnen."
„Ich verdiene es, zu bekommen, was ich möchte."

Familiengeheimnisse

Häufig sind auch Familiengeheimnisse dafür verantwortlich, dass Menschen mehr essen als gut für sie ist. Themen, die niemals angesprochen werden, die „unberührbar" sind, fristen eine ebenso tabuisierte Existenz im Unterbewusstsein der Betroffenen, sodass es für diese Menschen praktisch unmöglich ist, den Grund für ihr übermäßiges Essen herauszufinden, geschweige denn, es zu kontrollieren. Solche Geheimnisse können ungeklärte Todesfälle sein, beispielsweise ein Autounfall, bei dem nicht klar ist oder klar werden soll, welcher der Beteiligten die Schuld daran trägt. Auch der Selbstmord eines Menschen, der bei Familienmitgliedern häufig unauslöschliche Schuldgefühle hinterlässt, kann zu unkontrollierbarem Essverhalten führen.

Da die genauen Gründe vielfältig sein können und häufig im Dunkeln liegen, kann an dieser Stelle kein positiver Zielsatz angegeben werden.

Änderung der inneren und äußeren Lebensumstände

Es lohnt sich immer, sich zu fragen beziehungsweise darüber nachzudenken, wann man begonnen hatte, zuzunehmen. Dabei stellt sich häufig heraus, dass die Essstörungen mit einem Umzug ins Ausland, der Einschulung ins Internat, dem Beginn der Ehekrise oder mit einer Trennung zusammenhängen.

Ausprogrammieren des Sabotagesatzes bzw. positiver Zielsatz: *„Ich komme mit Veränderungen klar.“*

Der Hypothalamus und die Einstellung des Körpergewichts

Der Hypothalamus hat die Kontrolle über alle Körperfunktionen, dort sind unsere Körpersollwerte festgelegt, beispielsweise die Körpertemperatur, der Stoffwechsel, die Dauer des Menstruationszyklus, das Schlafbedürfnis – und eben das Gewicht. Häufig zeigt der kinesiologische Muskeltest, dass das Hypothalamische Sollgewicht (HPS) – also das im Hypothalamus „eingespeicherte“ Gewicht – höher oder identisch mit dem aktuellen Körpergewicht ist, mit dem die abnehmwilligen Klienten jedoch unzufrieden sind. Ein Umstellen des HPS allein garantiert noch keine Gewichtsabnahme, das Abnehmen wird dadurch jedoch erleichtert und weniger häufig körperintern blockiert. Das auf das Wunsch- oder Zielgewicht eingestellte HPS kann sich jedoch sehr leicht wieder ändern. Ich teste es deshalb bei jedem Besuch meiner Klientinnen erneut aus.

Das HPS können Sie auch bei sich selbst „einstellen“, indem Sie die Endpunkte des Zentralmeridians und des Gouverneurmeridians, die sich direkt über der Ober- und unter der Unterlippe befinden, gleichzeitig etwa 30-mal klopfen und dabei Ihr Wunschgewicht oder Ihr Zwischenziel laut sagen. Achtung: Bleiben Sie bitte realistisch, Ihr Wunschgewicht oder Ihr Zwischenziel sollte höchstens fünf Prozent unter Ihrem aktuellen Gewicht liegen!

Gleichzeitiges Klopfen der beschriebenen Punkte und lautes Sprechen des gewünschten Gewichtes und (oder) der gewünschten Kleidergröße:
„*Ich wiege* (hier das gewünschte Gewicht nennen) *Kilos.*"
„*Meine Kleidergröße ist* (hier die gewünschte Größe nennen)."
(Wichtig: Vermeiden Sie die Formulierung „Ich möchte ..."!)

Schutz und Macht

Sich schützen

Es gibt viele Gründe, warum sich Menschen durch einen „Fettpanzer“ zu schützen versuchen: um sich die verletzenden Bemerkungen von nahe stehenden Menschen „vom Leib zu halten“, um lang andauernde schwierige Situationen in Beruf, Partnerschaft oder Familie durchstehen zu können, um potenzielle Partner abzuwehren.

Ausprogrammieren des Sabotagesatzes bzw. positiver Zielsatz: *„Ich habe es nicht mehr nötig, mich durch mein Gewicht zu schützen.“*

Menschen auf Distanz halten

Unser Unterbewusstsein und unser Körper errichten eine Schutzmauer – damit nichts und niemand uns jemals wieder zu nahe kommt. Vielleicht wurde man schon einmal oder sogar mehrmals verletzt, von Eltern, Geschwistern, Partnern und anderen nahe stehenden Bezugspersonen. Und anstatt die Aufregungen und „Turbulenzen“ einer unsicheren Beziehung und das Risiko von Nähe auf sich zu nehmen, zieht man sich künftig lieber zurück und bleibt mit der Schokolade und den Keksen alleine.

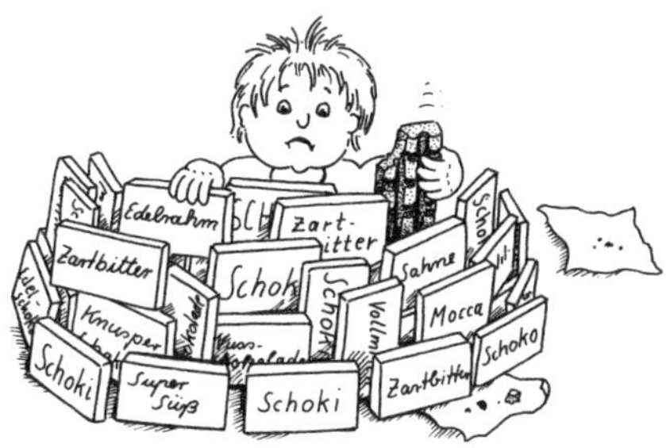

Ausprogrammieren des Sabotagesatzes bzw. positiver Zielsatz: *„Ich habe es nicht mehr nötig, mit meiner Körperfülle Menschen auf Distanz zu halten.“*

Mächtig, gewichtig sein

Ein Mensch mit einem Körperumfang von 120 cm scheint auf den ersten Blick mehr Gewicht und Autorität zu haben als eine kleine, dünne Person. Eine solchermaßen gewichtige Person muss sich scheinbar keine besonderen Strategien ausdenken, um ihre Stellung zu behaupten, um Gehör zu finden und Autorität zu haben. Auch auf der Straße wird eine mächtige und gewichtige Person seltener zur Seite geschoben als ein kleiner, leichter Mensch, der häufig ausweichen muss.

Ausprogrammieren des Sabotagesatzes bzw. positiver Zielsatz: *„Ich habe es nicht mehr nötig, meine Körperfülle als Kraft einzusetzen."*

Das andere Geschlecht ablehnen

Viele übergewichtige Frauen oder Männer haben mit früheren Beziehungen und Partnern schlechte Erfahrungen gemacht. Vielleicht mussten sie schon im frühen Kindesalter erfahren, dass der Vater ein Tunichtgut war, der trank oder die Familie verlassen, im Stich gelassen hatte. Oder dass die Mutter „von Mann zu Mann flatterte", vielleicht hysterisch, unberechenbar, unnahbar oder ablehnend war. Das Unterbewusstsein schlussfolgerte daraufhin, dass Männer beziehungsweise Frauen einem nicht gut tun. Die schlechte Meinung vom anderen Geschlecht, das Desinteresse an ihm, manifestieren sich wieder durch Übergewicht – denn so kommt einem niemand zu nahe.

Ausprogrammieren des Sabotagesatzes bzw. positiver Zielsatz: *„Männer/Frauen sind gut, ich bin an Männern/Frauen interessiert."*

Stressabbau – Energie tanken – Schmerzen

Angst und Schmerz überdecken

Unbekannte Ängste und Nervosität können häufig zu Anspannung und Gereiztheit führen. Um sich zu beruhigen isst man immer wieder zwischendurch, nascht Süßigkeiten, knabbert Salzgebäck. Ein voller Bauch sorgt – zumindest vorübergehend – für ein wohliges, zufriedenes Gefühl. Es gilt, das Urvertrauen zu stärken und zu lernen, sich mit anderen Mitteln zu beruhigen.

Ausprogrammieren des Sabotagesatzes bzw. positiver Zielsatz: *„Ich besitze den inneren Frieden.“*

Erschöpfung, ausgelaugt sein, sich stimulieren

Häufig fühlt man sich seelisch und körperlich erschöpft – daran kann familiärer Stress, mit den Kindern oder mit dem Partner, genau so schuld sein wie Überlastung im Beruf. Man greift dann wahllos zu Süßigkeiten und zu den Vorräten in Kühlschrank und Vorratskammer. Es gilt, ein besseres Gefühl der eigenen Person gegenüber zu entwickeln und die eigenen Energien zu aktivieren, um den Anforderungen besser gewachsen zu sein und um nicht mehr wahllos irgendwelche Dinge in sich „hineinzustopfen“.

Ausprogrammieren des Sabotagesatzes bzw. positiver Zielsatz: *„Ich bin genährt.“*

Sich trösten – Schmerzen lindern

Der „Kummerspeck“, den man sich anfuttert, spendet Trost, er hilft über Enttäuschungen hinweg, wenn uns Mitmenschen verletzt haben. Vielleicht wurde man von seinem Partner betrogen, die inzwischen erwachsenen Kinder kümmern sich nicht mehr oder zu wenig um einen, oder man hat im Berufsleben nicht das erreicht, was man sich erhofft hatte. Wenn auch nur kurzfristig, so ist Naschen doch zumindest ein kleiner Trost und die Schmerzen werden erträglicher.

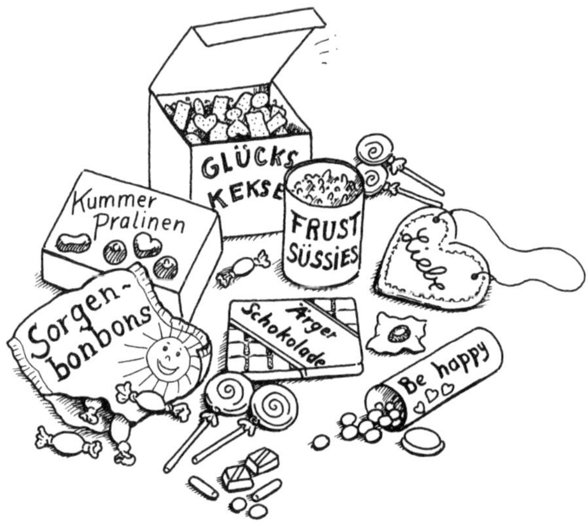

Ausprogrammieren des Sabotagesatzes bzw. positiver Zielsatz:

„Ich vergebe das Unrecht, das mir angetan wurde, und schreite in meiner Entwicklung voran."

Mangelnde Liebe und Zuwendung

In Zeiten des auseinander fallenden Sozialgefüges lassen sich neue Partner und aufmerksame Kinder natürlich nicht so einfach „herbeizaubern". Doch Liebe und Zuwendung können auf vielerlei Arten gelebt und zum Fließen gebracht werden: durch Freunde und Bekannte, in der Familie und in der Nachbarschaft, durch ein soziales oder politisches Engagement, indem man Verantwortung für ein Haustier übernimmt. Dies heißt natürlich nicht, dass ein Haustier Ersatz für Freunde und Menschen sein kann. Ein Tier kann uns jedoch von unseren Sorgen ablenken, uns zum Lachen bringen, dem Tag eine Struktur geben oder helfen, uns wieder sportlich zu betätigen. Durch den täglichen Spaziergang mit einem Hund lernt man neue Menschen kennen, die man sonst nicht treffen würde, sodass ein selbstverständlicher und spontaner Kontakt zu anderen wieder ermöglicht wird.

Ausprogrammieren des Sabotagesatzes bzw. positiver Zielsatz: *„Ich möchte mit anderen Menschen verbunden sein."*

Zunehmen weil man unbeweglich ist

Haben Sie vorübergehend den Arm in Gips oder gehen Sie an Krücken? Auch wenn man weniger isst, so nehmen auch „Normalesser" zu, die zu Unbeweglichkeit „verdammt" sind. Dies ist jedoch nur vorübergehend, je weniger man sich deswegen Sorgen macht, desto schneller nimmt man danach die angesetzten Pfunde wieder ab.

Wenn die Gedanken nur noch um das Essen kreisen ...

Diätfrust

Wer schon viele Diäten ausprobiert hat und immer wieder „rückfällig" wurde, gibt erfahrungsgemäß leicht auf. Stagniert das Gewicht während einer Diät für einen oder mehrere Tage, ist man schnell enttäuscht und sagt sich: „Dann bleibt eben alles beim Alten". Aus lauter Frustration greift man mit schlechtem Gewissen in die Pralinenschachtel: „Nur noch diese eine". Und mit jeder Praline wird man unzufriedener mit sich selbst und tröstet sich mit einem weiteren Stück, bis die Schachtel leer ist – ein Teufelskreis: „Da ich ohnehin übergewichtig bin, kommt es darauf jetzt auch nicht mehr an".

Ausprogrammieren des Sabotagesatzes bzw. positiver Zielsatz:
„Ich muss nicht länger essen, wenn ich deprimiert bin."
„Ich esse, wenn ich gute Laune habe."

Weshalb darf ich keines mehr essen?

Da das übermäßige Essen dem Willen entzogen ist, entsteht bald ein innerer Konflikt: Ich darf nicht – und deshalb will ich jetzt erst recht. So führt das Verbot zu einer verzweifelten Trotzreaktion: „Darf ich denn nicht noch ein kleines Stückchen Schokolade haben? Ich hasse mich, weil ich schon zu viel gegessen habe, jetzt bin ich frustriert – deshalb gönne ich mir noch ein Stück, und dann nur noch ein allerletztes ... Und jetzt bin ich so frustriert, dass es sowieso keine Rolle mehr spielt, wie viel ich esse!"

Ausprogrammieren des Sabotagesatzes bzw. positiver Zielsatz:
„Trotz meines Haltungskonflikts in Hinblick auf übermäßiges Essen, akzeptiere und liebe ich mich voll und ganz."

Das Hungergefühl nicht ertragen

Das Kleinkind in uns rebelliert: Ich habe Hunger, ich bin ein ganz armes Würstchen! Und das arme Ding muss sofort befriedigt werden. Hungergefühl führt dazu, dass man sich elend und zurückgesetzt fühlt. Diese Einstellung gilt es zu ändern – Hungergefühl heißt *Ich nehme ab!*

Ausprogrammieren des Sabotagesatzes bzw. positiver Zielsatz:
„Ich muss mich nicht länger elend fühlen wenn ich Hunger habe."
„Es ist in Ordnung, Hungergefühle zu haben."
„Ich freue mich, abzunehmen."

Ich esse, um zu leben ... Oder lebe ich, um zu essen?

Irgendwann erreicht man einen Punkt, an dem alle Gedanken nur noch darum kreisen, ob und was man essen darf, die Sucht nimmt Überhand. Man beschäftigt sich nur noch mit dem Thema, dass man eigentlich nicht essen sollte, man jedoch möchte, und je weniger man darf, umso mehr will man aber ...

Dies ist beispielhaft für die in der Einleitung erwähnte psychische Umkehrung, die sich mit einer einfachen Technik auflösen lässt. Dabei geht es um eine Aussöhnung mit sich selbst. Die nachfolgend angegebenen Lösungssätze führen Schritt für Schritt vom Problemzustand zur Selbstakzeptanz und weiter zum Ziel. Detaillierte Informationen hierzu finden Sie in auch in *Der unwiderstehliche Drang* von Roger J. Callahan (vgl. Literaturverzeichnis).

„Ich lebe, um zu essen."
„Trotz meines Haltungskonflikts in Hinblick auf mein Essverhalten, akzeptiere und liebe ich mich von ganzem Herzen."
„Obwohl ich immer noch ein Problem mit meinem Essverhalten habe, akzeptiere und liebe ich mich voll und ganz, meinen Körper, meine Persönlichkeit und die Tatsache, dass ich ein Essproblem habe."
„Ich esse, um zu leben."

Selbstwertgefühl

Unsicherheit überspielen

Man ist weder gerne alleine, noch fühlt man sich in Gesellschaft sicher. Ist man mit anderen Menschen zusammen, ist die Angst häufig groß, abgewiesen zu werden. Statt sich an einer Unterhaltung zu beteiligen, knabbert man lieber an Chips – so ist man dabei, ist beschäftigt und fällt nicht weiter auf. Die eigenen Sorgen und Ängste werden hinter einer Maske aus Humor und Witz versteckt. Man spielt gerne den fröhlichen, sorglosen Menschen, greift dabei jedoch häufig einmal zu viel in die Keksdose – um sich zu stimulieren, zu trösten und um über die eigenen Schwierigkeiten hinwegzukommen.

Ausprogrammieren des Sabotagesatzes bzw. positiver Zielsatz: *„Ich kann mich selbst unterstützen."*

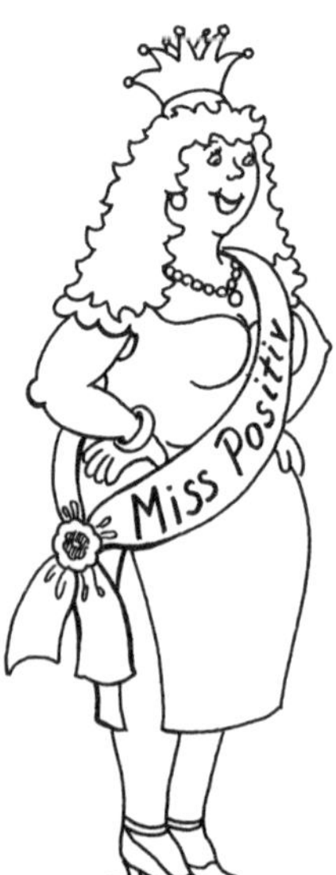

Die Angst, für das andere Geschlecht nicht attraktiv zu sein

Vor lauter Unsicherheit und Minderwertigkeitsgefühlen strahle ich aus, dass ich nicht attraktiv bin – und deshalb finden mich auch nur wenige Menschen attraktiv. Das bestätigt mich in meinen Unzulänglichkeitsgefühlen und ich muss mich wieder einmal mit Knabbereien darüber hinweg trösten.

Ausprogrammieren des Sabotagesatzes bzw. positiver Zielsatz:

„Ich fühle mich geliebt und akzeptiert."

Mangelnde Selbstachtung und Selbstliebe

Dies ist eine weit verbreitete Untugend. Die Gründe für mangelnde Selbstliebe sind vielfältig, es können beispielsweise diese sein:

- Eltern: eine kalte, ablehnende Erziehung, in der häufig kritisiert und selten gelobt wurde (meist mussten die Eltern in ihrer Kindheit die gleichen Erfahrungen machen);
- Kirche: ein strafender, zorniger Gott, der mich nur dann liebt, wenn ich fast unerfüllbare Bedingungen einhalte;
- Schule: noch immer wird nur die Anzahl der Fehler bewertet, positive Leistungen werden häufig nicht benotet;
- das Vergleichen, Bewerten, Urteilen und Verurteilen von mir selbst und anderen;
- Versagensgefühle und -ängste verschiedener Art: „Ich bin nicht gut in meinem Beruf / ich bin eine schlechte Mutter / Partner(in)" – dies führt zur Abwertung des eigenen Selbst;
- Unrealistische Erwartungen und Anforderungen an die eigene Person: „Ich muss perfekt sein!" statt „Ich gebe mein Bestes und das ist gut genug!".

All dies zieht mangelnde Selbstliebe und damit Unzufriedenheit und Frustration nach sich.

Ausprogrammieren des Sabotagesatzes bzw. positiver Zielsatz:
„Ich habe es nicht mehr nötig, mich abzulehnen."
„Ich nehme mich an, mit allen Schwächen und Stärken."

Ungelebtes Potenzial

Langeweile – Wenn man sein Potenzial nicht lebt ...

Abends vor dem Fernseher sitzen und x-mal durch die weder besonders erhebenden noch lehrreichen Programme zu zappen, während man ein paar Nüsschen oder Kekse knabbert – wer kennt das nicht? Man ist zu bequem oder zu müde, sich noch zu etwas anderem aufzuraffen. In Anbetracht dieser Tatsachen drängt sich die Frage auf, ob der Mensch tatsächlich dazu geschaffen ist, einer Arbeit nachzugehen, die weder besonders kreativ, erfüllend oder befriedigend ist, und sich abends von mittelmäßigen Medien berieseln zu lassen. Und dabei soll er immerfort knabbernd und knuspernd noch einige Pfunde zunehmen? Die Antwort lautet Nein – denn unser Innerstes schreit geradezu danach, sich kreativ auszudrücken, Neues zu erleben und zu erfahren, Entscheidungen zu treffen, zu schaffen und zu erschaffen.

Ernährungsunabhängige Genussbefriedigung

Spätestens in der Pubertät beginnt man, beim Essen das Genießen über die reine Ernährung zu stellen. Bleibt man jedoch an dieser Stufe „hängen“ und entwickelt sich nicht weiter, bleibt sie oder er im wahrsten Sinne des Wortes an den Süßigkeiten kleben. Ersatzliebe und Völlerei nehmen dann den Platz von Fülle und Erfüllung ein.

Ausprogrammieren des Sabotagesatzes bzw. positiver Zielsatz: *„Ich kann ein erfülltes Leben haben.“*

Ungelebtes Potenzial und Kreativität

Viele Menschen sind dem Irrglauben erlegen, dass es sich nur dann lohne, kreativ zu sein, wenn die eigenen Bilder in einer Vernissage präsentiert würden, wenn man schreiben könne wie ein Dichter oder musizieren wie ein Profimusiker.

Die notwendigen Kursänderungen im Leben fangen immer klein an. Vielleicht besucht man einen Kreativ-Kurs (mit Stroh oder Trockenblumen gestalten), entschließt sich zum Mitsingen in einem Chor (oder vorerst nur im Auto, wenn niemand anderes zuhört), beginnt zu schreiben, zu stricken, sich im Haus oder in der Werkstatt handwerklich zu betätigen, Räume um- und neu zu gestalten, zu renovieren, ja, auch zu gärtnern – all dies bringt viel Befriedigung mit sich und erfüllt die Bedürfnisse der rechten Gehirnhälfte, die, vereinfacht gesagt, eher intuitiv, spielerisch und kreativ als analytisch (wie die linke Gehirnhälfte) denkt. Und unsere rechte Gehirnhälfte muss sich dann auch nicht mehr durch unkontrollierte Griffe in die Keksdose Erleichterung schaffen.

Natürlich kann das ungelebte Potenzial auch eine tiefer greifende Veränderung bedeuten. Wenn jemand den falschen Beruf ausübt, dies eigentlich weiß, sich jedoch nicht traut, die notwendigen Schritte zu unternehmen, um etwas an der Situation zu ändern, das Risiko einzugehen, die Unsicherheit in Kauf zu nehmen, dann führt dies zu einer Blockierung des Lebens- und Energieflusses. Dieser Rückstau durch Blockierung zeigt sich an den angesetzten Pfunden – anstelle einer Entwicklung von Potenzial und Kreativität.

Ausprogrammieren des Sabotagesatzes bzw. positiver Zielsatz:
„Ich tue was mir Spaß macht!“

Essverhalten

Essverhalten bei Stress

Wie verhalten Sie sich bei Stress? Futtern Sie sich den Kummer an? Oder schlägt es Ihnen auf den Magen, verschlägt es Ihnen den Appetit?

Vorschlag einer Verhaltensänderung:

Wenn Sie abends einmal alleine sind und dann die Gefahr besteht, zu viel oder das Falsche zu essen, sollten Sie versuchen, sich etwas anderes vorzunehmen, um die trüben Gedanken zu vertreiben. Gehen Sie zum Beispiel in ein Fitness-Studio, in die Sauna, den Volleyball-Klub, das Theater …

Essstörungen

Bulimie: Haben Sie sich irgendwann angewöhnt, zu viel zu essen, um dann – vor lauter Abscheu vor den Unmengen, die Sie gegessen haben – alles wieder gewaltsam zu erbrechen? Oder stecken Sie sich unrealistische Ziele, beispielsweise ein Gewicht von weniger als 43 Kilogramm, das erstrebenswert sein soll? Oder traktieren Sie Ihren armen Magen mit zu viel minderwertiger Nahrung, wie mit ungekochten Teigwaren und altem Brot, sodass der Magen nach etwas Erfreulicherem schreit und immer noch nach mehr begehrt, obwohl er bereits mit Minderwertigem voll gestopft wurde?

Vorschlag einer Verhaltensänderung:

- *Psychologische, psychiatrische Hilfe oder eine entsprechende Selbsthilfegruppe aufsuchen.*
- *Gourmet-Tempels besuchen und versuchen, das Essen zu genießen.*

Kein Sättigungsgefühl spüren

Menschen, die zu schnell essen oder die währenddessen noch etwas anderes tun – fernsehen, Zeitung lesen, telefonieren –, spüren häufig nicht (oder nicht richtig), wenn der Magen „genug" hat und essen einfach weiter. Dies führt zu anhaltendem, möglicherweise sogar zu steigendem Übergewicht.

Vorschlag einer Verhaltensänderung:

Langsam kauen, die Speisen lange im Mund behalten, sich auf das Essen und angenehme Gespräche konzentrieren.

Heißhungerattacken und Fressanfälle

Überkommt Sie abends, wenn Sie alleine zu Hause sind, Heißhunger? Obwohl Sie eigentlich nicht mehr besonders hungrig sein sollten? Und stopfen Sie sich dann voll mit minderwertiger Nahrung – eine Angewohnheit, für die Sie sich eigentlich verabscheuen?

Solche Gewohnheiten sind schwierig zu erkennen und zu ändern. Es gelingt wahrscheinlich nur mit und in einer Gruppe ebenfalls Betroffener, mit solchen Verhaltensmustern umzugehen.

Vorschlag einer Verhaltensänderung:

Besuchen Sie eine Selbsthilfegruppe, zum Beispiel die Weight Watchers, die sich häufig und regelmäßig trifft, wo sich Betroffene austauschen und gegenseitig motivieren können. Zusätzlich kann eine psychologische Betreuung hilfreich sein. Nützliche Adressen finden Sie im Anhang.

Essen aus Frust statt mit Genuss

Wenn Genuss im Vordergrund steht, Augen, Zunge, Gaumen und Magen, alle Geschmacks- und Geruchssinne voll auf ihre Kosten kommen, dann hört man auf zu essen, wenn man „genug" hat. Das Sättigungsgefühl stellt sich rechtzeitig ein, man wird die Tafel mit einem echten Gefühl der Bereicherung und Sättigung verlassen und nicht mehr so schnell Hunger haben.

Anders ist es jedoch, wenn im Hinterkopf das Programm „Du bist dick, du darfst nicht genießen“ abläuft. Damit vermiest man sich den Genuss und „sündigt“ mit schlechtem Gewissen und das ist schlecht für den Magen, die Nahrungsaufnahme und -verwertung sowie für die Verdauung. Alles, was man mit schlechtem Gewissen isst, macht dick, denn dahinter steckt die Angst vor dem Dickwerden, also das Ziel „Ich bin dick“.

Ausprogrammieren des Sabotagesatzes bzw. positiver Zielsatz:

„Ich genieße mit gutem Gewissen.“

„Ich spüre die Signale meines Körpers und folge ihnen.“

Körperreaktionen

Wer oder was kontrolliert das Körpergewicht?

Wie bereits erwähnt, ist das Sollgewicht des Körpers in der Haupt-Steuerungsdrüse, dem Hypothalamus, gespeichert. Dieses Sollgewicht kann durch einschneidende emotionale und andere Erlebnisse nach oben oder unten verändert werden. Des Weiteren wird das Körpergewicht durch die Schilddrüse kontrolliert - eine Unterfunktion führt zu Übergewicht, eine Überfunktion zu Gewichtsreduktion. Die Neueinstellung des Hypothalamischen Sollgewichts (HTS) erleichtert das Erreichen des durch andere Verhaltensänderungen angestrebten Neugewichts.

Schilddrüsenfunktionen

Bei unerklärlicher Gewichtszunahme (auch -abnahme), bei gleichzeitiger verminderter Antriebskraft und Leistungsfähigkeit, vermehrter Müdigkeit, depressiver Verstimmung und Tränen, die mehr oder weniger grundlos zu fließen beginnen, sollte man an die sehr häufig vorkommende Unterfunktion der Schilddrüse denken. In diesem Falle ist ein Arztbesuch angezeigt.

Gute und schlechte „Futterverwerter"

Es ist eine Tatsache, dass Menschen mit Übergewicht - realem oder vermeintlichem - durch ihre übermäßige Fokussierung auf Essen beziehungsweise auf Nicht-Essen und durch Diäten, ihren Körper zu extrem guten „Futterverwertern" erzogen haben. Bei einer gelassenen Einstellung zum Essen, wenn man nur so oft und so lange isst, wie man Hunger hat, regelt sich das Gewicht von selbst und bleibt konstant. Der Körper kann es sich leisten, überflüssige Kalorien zu verbrennen oder auszuscheiden.

Ausprogrammieren des Sabotagesatzes bzw. positiver Zielsatz:
„Ich esse wenn es notwendig ist."
„Es ist in Ordnung, Hungergefühle zu haben."

Reaktion des Körpers auf Diäten: der Jo-Jo-Effekt

Eine Hoch-Protein-Diät mit wenig Kohlenhydraten oder eine Null-Diät führen dazu, dass der Körper sich auf eine „Hungersnot" einstellt und beginnt, jede zugeführte Kalorie besonders gut zu verwerten. Dasselbe geschieht, wenn man nur eine oder zwei Mahlzeiten pro Tag zu sich nimmt. (Siehe „Die Diät der Sumo-Ringkämpfer" in Kapitel „Über Essen und Ernährung".) Da der Körper gelernt hat, mit der zugeführten Nahrung sehr effizient umzugehen, also jede Kalorie zu verwerten, besteht dies auch fort, wenn die betroffenen Personen wieder zu Normalkost übergehen. Das langfristige Resultat ist der allbekannte Jo-Jo-Effekt: Ein bis spätestens drei Jahre nach einer solchen Crashdiät haben die Betroffenen die verlorenen Kilos wieder zugenommen – und noch einige bleibende Pfunde dazu.

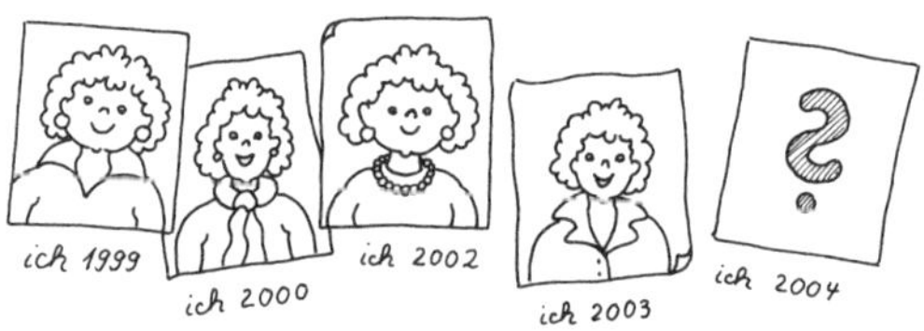

Nahrungsmittelintoleranzen können Übergewicht verursachen

Nach meiner Erfahrung können Nahrungsmittelunverträglichkeiten vielerlei Auswirkungen haben: Hautausschläge, Heuschnupfen, Migräne, Asthma, viele chronische Krankheiten, Energieabfall, Müdigkeit, Verdauungsbeschwerden, einen aufgedunsenen Körper und eben auch überflüssiges Gewicht. Meistens merken die Betroffenen dies gar nicht, da sie so viele verschiedene, für sie unverträgliche Lebensmittel zu sich nehmen, dass ihr Gesundheitszustand dauerhaft beeinträchtigt ist.

Dies sind die häufigsten allergieauslösenden Nahrungsmittel: Milch (oft auch alle Kuhmilchprodukte), Weizen (inklusive Nudeln), Schweine-, Kalb- und Rindfleisch, Wurstwaren, geräuchertes Fleisch, Karotten, Sellerie, Peperoni, Zwiebeln, Knoblauch, Äpfel, Zitrusfrüchte, häufig auch Krustentiere, Bier, Rotwein und (wenn auch seltener) Weißwein.

Testet man die betroffenen Personen auf eine Unverträglichkeit aus und macht den Vorschlag, die oben genannten und häufig auch noch mehr Nahrungsmittel für einige Wochen bis Monate vom Speiseplan zu streichen, besteht die erste Reaktion meist in Empörung: „Jetzt kann ich ja gar nichts mehr essen!" Wird die Ernährung umgestellt, so hat dies eine erhebliche Verbesserung des Befindens zur Folge: mehr Energie, klarer Kopf, weniger Müdigkeit, Verminderung der Hautausschläge, Rückgang des Heuschnupfens, keine Verdauungsbeschwerden, verminderte Migräne- und Gelenkschmerzen, keine Asthmaanfälle und – der willkommenste Nebeneffekt – die Pfunde schmelzen wie von selbst! Plötzlich fühlen sich die Betroffenen wieder gut und bemerken dann, wie die Einnahme der zeitweise vom Speisezettel gestrichenen Nahrungsmittel einen sofortigen Rückfall in die alten Beschwerden zur Folge hat. Nun ist es möglich, selbst festzustellen, welche Nahrungsmittel und wie viel davon für einen gut verträglich sind und welche nicht.

Die individuell ausgetestete, leicht einzuhaltende Diät

Mithilfe von kinesiologischen, radiästhetischen oder sonstigen energetischen Methoden können Nahrungsmittel(un)verträglichkeiten bei Betroffenen individuell ausgetestet werden. Diese Tests geben Aufschluss darüber, welche Nahrungsmittel für eine gewisse Zeit, meist zwischen zehn Wochen und vier Monaten, nicht verzehrt werden sollten. Häufig ist es auch von Vorteil, bestimmte Produkte für immer aus Kühlschrank und Vorratskammer zu verbannen.

Nachhaltige Gewichtsreduktion

Eine Gewichtsreduktion ist nur dann von Dauer, wenn sie mit einer Ernährungsumstellung einhergeht und über einen langen Zeitraum erfolgt. Wird die Nahrungsumstellung zusätzlich mit einem Fitness-Programm kombiniert, so sind die Resultate von Dauer und ganz besonders motivierend.

Über Essen und Ernährung

„Gute" und „böse" Kohlenhydrate

Das alte Vorurteil, dass Teigwaren, Reis, Brot, Getreide und Hülsenfrüchte dick machen, hält sich hartnäckig. Tatsache ist, dass diese so genannten komplexen Kohlenhydrate nachhaltige Energie geben, sättigen und deshalb keine „Dickmacher" sind.

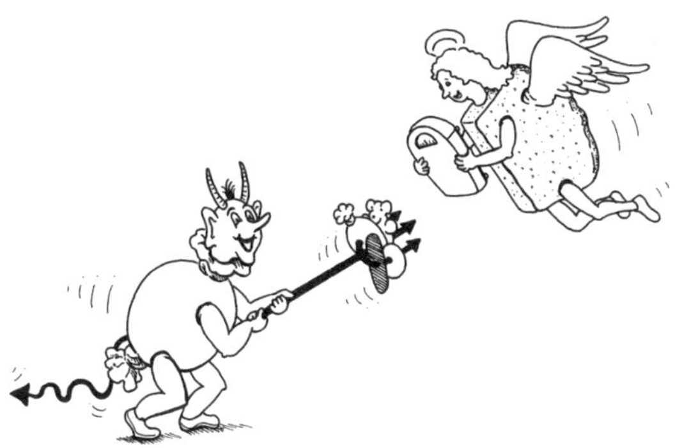

Einfache Kohlenhydrate, wie sie beispielsweise in Schokolade, Süßigkeiten, Weißbrot, Honig, Zucker oder Traubenzucker vorhanden sind, bewirken eine relativ starke Insulinausschüttung, das heißt der Blutzuckerspiegel schnellt nach oben. Nach dem Genuss von Kaffee und Kuchen hat man also kurzfristig mehr Energie – um dann eine halbe bis eine Stunde später wieder in ein „Energieloch" zu fallen, müde zu sein und Heißhunger zu verspüren. Diese einfachen Kohlenhydrate sind reine „Auffüller" mit meist wenig gesundem Nährwert, machen tatsächlich dick und rauben Energie.

Komplexe Kohlenhydrate (sie sollten etwa 50 bis 60 Prozent der täglichen Nahrung ausmachen) hingegen, wie wir sie in

Hülsenfrüchten, Teigwaren, Bohnen, Kartoffeln, Vollkornprodukten (Hirse, Gerste, Dinkel, Buchweizen, Hafer, Weizen, Roggen, Mais etc.) finden, sättigen nachhaltig, ohne müde zu machen. Dies ist darauf zurückzuführen, dass sie zeitversetzt im Verdauungstrakt abgebaut werden, sodass ein relativ konstanter Blutzuckerspiegel über mehrere Stunden aufrecht erhalten wird. Diese Produkte versorgen uns mit wichtigen Mineralien und enthalten viele Ballaststoffe. Ballaststoffe liefern mehr Energie und sättigen länger. Sie vergrößern die Nahrungsmenge im Darm und regen so die Darmaktivität an, fördern den Nahrungstransport und verhelfen dadurch zu einer regelmäßigen und guten Verdauung. Pro Tag sollten zwischen drei und fünf Gramm Kohlenhydrate pro Kilogramm Körpergewicht aufgenommen werden (etwa 250-350 Gramm pro Tag; Menschen, die in Beruf und Freizeit körperliche Höchstleistungen vollbringen, sollten mehr aufnehmen). Wie Cornelia Andrea Lüthi in ihrem Buch *Feed your Brain* ausführt, sind die komplexen Kohlenhydrate die Energielieferanten des Gehirns und des Nervensystems. Sie spielen eine wichtige Rolle bei allen Stoffwechselprozessen und sind maßgeblich am Aufbau von Neurotransmitterstoffen und Hormonen beteiligt.

Fette (etwa 25 bis 30 Prozent sollten pro Tag mit der Nahrung aufgenommen werden): „Gute“ Fette finden sich in Gemüsen, Nüssen, Samen, Oliven, jedoch auch in Fisch, Fleisch, Milchprodukten und Butter. Zu den „bösen“ Fetten zählt man die versteckten Fette (zu finden in Industrie- und Fertigprodukten, Mayonnaise, Süßigkeiten, Kekse, Kuchen etc.).

Cholesterin ist nicht „der Todfeind unseres Herzens“, sondern lebensnotwendiger Bestandteil der meisten Zellen und Gewebe. Es findet sich insbesondere im Gehirn, im Nervensystem, in der Leber, im Blut und in den Geschlechtsorganen. Zehn Prozent des benötigten Cholesterins werden mit der Nahrung aufgenommen, 90 Prozent produziert der Körper selbst. Statt beim Einkauf auf die Aufschrift „cholesterinarm“ auf dem Etikett zu achten, sind natürliche Pflanzenöle (Olivenöl) vorzuziehen, auch Butter und Sahne in kleinen Mengen.

Proteine oder Eiweiße (sie sollten etwa zehn Prozent der täglichen Gesamtnahrungsmenge ausmachen), sind enthalten in Fleisch, Geflügel, Eiern, Fisch, Meeresfrüchten, Milchprodukten, Sojaprodukten und in der Kombination von Hülsenfrüchten mit Milchprodukten.

Größe und Anzahl der täglichen Mahlzeiten

Immer noch gibt es viele Menschen, die meinen, je weniger und seltener sie täglich äßen, desto schneller würden sie abnehmen. Doch das Gegenteil ist der Fall: Wenn nur ein bis zwei Mahlzeiten pro Tag eingenommen werden, schaltet der Körper auf „Hungersnot" und sagt sich: „Achtung, es gibt nicht genug zu essen, ich muss jede Kalorie besonders gut verwerten!" Menschen, die sich so ernähren, sind die so genannten guten „Futterverwerter".

Die Sumo-Ringkämpfer-„Diät"

Die äußerst fettleibigen japanischen Sumo-Ringer erwerben ihr umfangreiches Gewicht mithilfe dieser „Diät": kein Frühstück, nur zwei umfangreiche Mahlzeiten pro Tag, nach dem Essen stundenlang ausruhen. Ihr Ziel ist es, nach einigen Jahren 400 Pfund, das sind etwa 170 Kilo, auf die Waage zu bringen.

Nicht frühstücken begünstigt die Gewichtszunahme

Die langjährige Erfahrung zeigt, wie das Ziel der Sumo-Ringer erreicht werden kann: Lässt man morgens das Frühstück weg, hat man mittags oder abends solchen Hunger, dass nicht nur Ringkämpfer mühelos Riesenportionen „vertilgen" können. Wissenschaftliche Studien zeigen, dass Menschen, die nicht frühstücken und nur zwei Mahlzeiten täglich zu sich nehmen, schnell zunehmen. Trinkt man dazu, wie es die Sumo-Ringer tun, noch viel Bier, so beschleunigt dies die Gewichtszunahme zusätzlich.

Fünf kleine Mahlzeiten am Tag helfen beim Abnehmen

Bei fünf kleinen Mahlzeiten täglich wird der Brennwert der eingenommenen Nahrungsmittel jedoch vermindert, er beträgt dann lediglich ein Drittel der aufgenommenen Kalorien, der Rest wird buchstäblich als heiße Luft abgebaut.

Das Sättigungsgefühl stellt sich meist erst nach 20 Minuten ein. Wenn man also langsam isst und die Speisen gut kaut, kommt dies sowohl der Verdauung als auch der besseren Verwertung der Nährstoffe zugute. Der Organismus kann maximal 36 g Eiweiß auf einmal verarbeiten (dies entspricht etwa 150 g Fleisch oder Fisch).

Nach Auffassung von Ernährungswissenschaftler(inne)n und -berater(inne)n sollte sich die Ernährung an den folgenden Richtlinien orientieren: Gemüse und/oder Früchte fünf Portionen pro Tag, Kohlenhydrate drei Portionen pro Tag, Proteine zwei kleine Portionen pro Tag (ein Gramm pro Kilo Körpergewicht und Tag), und 30 g Fett pro Tag. Der Bedarf variiert von Mensch zu Mensch und ist abhängig von körperlicher Betätigung, Alter und Geschlecht. Folgen Sie Ihrem Appetit und Ihrem Sättigungsgefühl!

Aufhören – auch wenn man eigentlich noch mehr essen möchte

Dies ist eine altbewährte Weisheit: Man sollte dann aufhören zu essen, wenn man noch eine halbe Portion herunterschlingen könnte. Nehmen Sie immer nur eine Portion und schöpfen Sie sich nicht nach. Das Sättigungsgefühl stellt sich innerhalb weniger Minuten ein.

Mit zunehmendem Alter braucht der Körper weniger Nahrung

Mit jedem 30. Lebensjahr braucht man 20 Prozent weniger Nahrung. Zwischen dem 50. und dem 70. Lebensjahr benötigt man etwa ein Drittel weniger Kalorien als in jungen Jahren, nach dem 70. Geburtstag noch weniger. Wenn man also mit 60 Jahren immer noch genauso viel isst wie mit 20, wird die überschüssige Energiezufuhr automatisch als Fettpolster angelegt. Anti-Aging-Experten empfehlen, pro Mahlzeit nur so viel zu essen, wie in beiden zur Schale geformten Händen Platz finden kann.

Vorurteile und Irrtümer in Sachen Ernährung

Übergewicht – ein Gesundheitsrisiko?

Leichtes bis mittleres Übergewicht ist bei sonst gesundem und körperlich aktivem Lebensstil kein Gesundheitsrisiko. Es gibt keine Studie, die Krankheitshäufung oder geringere Lebenserwartung, hervorgerufen durch Übergewicht, belegen kann. Dieses angebliche Risiko wird von der Industrie oft maßlos übertrieben. Sehr ungesund sind jedoch Untergewicht sowie häufiges Ab- und wieder Zunehmen (Jo-Jo-Effekt).

Macht Fett dick? Nein, die fettfreie Diät macht dick!

Der gesunde Ratschlag, möglichst wenig Fett zu konsumieren, hat in den USA bei vielen Menschen nicht nur zu vermehrtem Übergewicht geführt, da die Hungergefühle durch reichlich Kohlenhydrate (z.B. Kuchen) kompensiert werden. Künstlich entfettete Light-Produkte können den Hunger nicht ausreichend befriedigen und führen so zu verstärkter Fehlernährung. Eine fettarme Ernährung kann außerdem zu schweren Vitaminmangelkrankheiten führen.

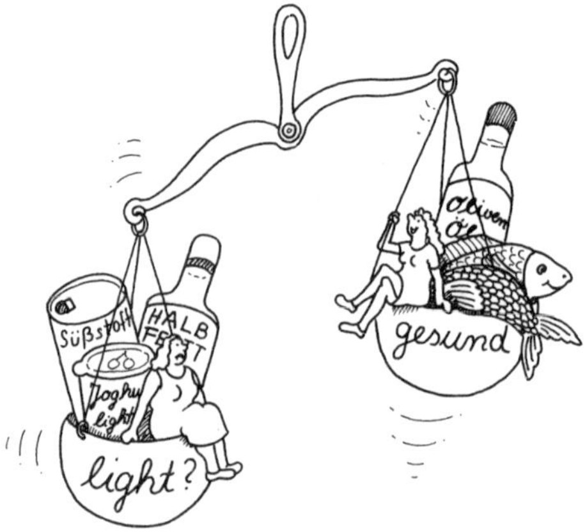

Anlässlich der Jahrestagung der *American Heart Association* wurde eine Studie vorgestellt, die belegt, dass ältere Menschen ihr Herzinfarktrisiko deutlich senken können, wenn sie einmal pro Woche fetthaltigen Fisch zu sich nehmen. Der Genuss von beispielsweise Aal, Makrele, Thunfisch oder Lachs reduziere das Sterberisiko bei Menschen über 72 Jahren um 44 Prozent.

Fette spielen eine wichtige Rolle in der menschlichen Ernährung – unser Gehirn und unser Nervensystem besteht zur Hälfte aus Fetten. Nur durch die Zuführung der richtigen Fette ist eine reibungslose Körperfunktion gewährleistet. Ein Mangel an essenziellen Fettsäuren kann die Leistungsfähigkeit des Gehirns einschränken und zu Zyklusstörungen, Potenzproblemen, Ohnmachtsanfällen etc. führen (Lüthi 1998). Besonders wichtig für den menschlichen Körper sind die ungesättigten Fettsäuren. Diese finden sich in Fisch (Lachs, Thunfisch) und kaltgepressten pflanzlichen Ölen (Nachtkerzen-, Borretsch- und Sojaöl), in Nüssen, Samen sowie in Butter. Fettlösliche Vitamine, also Vitamin A, D, E und K, finden sich in der Natur ausschließlich in Fetten gelöst. Eine fettfreie oder extrem fettarme Ernährung kann zu schweren Vitaminmangelkrankheiten führen! Butter ist, entgegen vieler Vorurteile, beispielsweise sehr gesund und enthält viele wichtige Vitamine. Was hingegen dick macht, sind die versteckten, industriell veränderten und denaturierten Fette wie sie in Fertigsoßen, Mayonnaise, Pommes frites, Knabbergebäck, fettem Fleisch, Wurstwaren, Süßigkeiten, Torten etc. vorkommen.

Die Mär vom hochgefährlichen Cholesterin

Der Mensch kann nur 0,5 g des täglich benötigten Cholesterins über die Nahrung zu sich nehmen, während er das Zehnfache selbst produziert. Cholesterine können also nicht durch Ersatzprodukte wie Margarine und anderes vermieden werden. Tierische Fette – natürlich immer in Maßen genossen –, reduzieren das Krebsrisiko und helfen dem Körper Mineralien und Vitamine aufzunehmen.

So belegt beispielsweise eine neue Studie, dass Margarine die Wahrscheinlichkeit eines Herzinfarktes erhöht; des Weiteren scheint der Verzehr von Margarine Krebserkrankungen und Depressionen zu begünstigen. Teilhydrierte Fette mit so genannten Trans-Fettsäuren, aus welchen Margarine, Kekse, Kuchen, Weißbrot und Chips hergestellt sind, erhöhen das Risiko, an Herzkrankheiten, Krebs und Osteoporose zu erkranken. Die Produktion von Insulin und Sexualhormonen, der Muskeltonus, der mineralische Metabolismus, das Immunsystem, das Körperwachstum und die Fortpflanzung – in all diesen Bereichen ist der Körper auf Cholesterin angewiesen. Außerdem ist Cholesterin wichtig für die Entwicklung des Gehirns und der Nerven. Dieser Aspekt betrifft vor allem Säuglinge, die Cholesterin über die an dieser Substanz reiche Muttermilch aufnehmen. Durch seinen positiven Einfluss auf die Serotonin-Rezeptoren im Gehirn hilft Cholesterin außerdem Stress abzubauen.

Das von Jugendlichen heiß geliebte Fastfood macht dick und krank

Niemand erklärt diesen Jugendlichen, dass die veränderten, gehärteten Trans-Fettsäuren, die sich in zahlreichen Fertignahrungsmitteln und Fastfood-Produkten befinden, ihre Fruchtbarkeit und Zeugungsfähigkeit massiv beeinträchtigen können sowie die Insulin-Bildung behindern und so der Zuckerkrankheit Vorschub leisten.

Laut einer Studie, die 1996 an der ETH Zürich mit 2600 Kindern durchgeführt wurde (*Züricher Adoleszentenstudie*), ist jedes fünfte Kind in der Schweiz übergewichtig. Sieben Prozent der Jungen und 25 Prozent der Mädchen zeigten ein mittel bis schwer gestörtes Essverhalten. Verantwortlich dafür wird die moderne Lebensweise gemacht: „Unsere Ernährung ist die fett- und zuckerreichste in der Menschheitsgeschichte“, sagt Studienleiter Michael Zimmermann. Und Bruno Knöpfli, Chefarzt der Kinderklinik

Davos, prophezeit: „In 20 Jahren ist die Hälfte der Bevölkerung übergewichtig", und „die Gesellschaft wird die steigenden Behandlungskosten irgendwann nicht mehr aufbringen können". 80 Prozent aller übergewichtigen Kinder sind dies auch noch im Erwachsenenalter. Die Appelle an die Industrie, die diese ungesunden Nahrungsmittel herstellt, haben keine Verbesserungen gebracht.

Künstliche Süßstoffe helfen nicht, das Gewicht zu halten

Die meisten Süßstoffe (mit Ausnahme von Aspartam) sind appetitanregend – und deshalb finden sie auch in der Tiermast Verwendung! Aspartam kann jedoch bei besonders empfindlichen Personen akute Gesundheitsstörungen hervorrufen (Kopfschmerzen, Depressionen, Schwindelgefühle, Gedächtnisverlust, Übelkeit, Panikattacken, epileptische Anfälle).

Schokolade in Maßen ist gesund!

Es ist erwiesen, dass Theobromin und Koffein – die Stoffe, die in Schokolade enthalten sind – das Konzentrationsvermögen steigern. Eine weitere Substanz, die in Schokolade enthalten ist, ist Phenylethylamin (PEA). Es soll das Gehirn stimulieren und positive Gefühle wecken. In dunkler, milchfreier Schokolade sind auch Cannabinoide enthalten, die stressreduzierend wirken und das Schmerzempfinden senken.

Energetische Auswirkungen der Lebensmittel

Was sättigt für lange Zeit?

Ein eiweißreiches Frühstück versorgt uns für vier bis sechs Stunden mit nachhaltiger Energie und fördert Konzentration und Leistung. Unser Stoffwechsel, und damit auch die Verdauung, ist zwischen sechs und neun Uhr morgens am aktivsten. In den Morgenstunden ist auch die geistige Leistung am größten.

Um nicht müde zu werden, wird empfohlen, mittags ebenfalls eiweißreiche Kost zu sich zu nehmen, dazu Gemüse oder Salate (nach dem Trennkost-Prinzip). Diese Kombination ermöglicht ein gleich bleibend hohes Energieniveau bei anhaltendem Sättigungsgefühl.

Komplexe Kohlenhydrate wie Vollkornprodukte, Kartoffeln, Hülsenfrüchte etc. werden vom Körper nur langsam verwertet und gelangen dadurch wohl dosiert und über einen langen Zeitraum verteilt ins Blut. Der Blutzuckerspiegel steigt nur langsam an, bleibt jedoch länger konstant. Auch das Sättigungsgefühl tritt langsamer ein, hält aber länger vor.

Hypo- und Hyperglykämie

Nahrungsmittel, die uns innerhalb kürzester Zeit wieder heißhungrig werden lassen, sind die berühmten „Continental breakfast“-Zutaten wie Brötchen, süße Stückchen, Croissants, Weißbrot mit Konfitüre sowie andere zuckerhaltige Speisen wie Süßigkeiten, Schokolade und zuckerhaltige Getränke.

Zuckermangel führt zu Leistungsabfall. Wenn man also müde wird, sich der Heißhunger einstellt und man diesen Hunger mit Süßigkeiten stillt, steigt der Blutzuckerspiegel schnell an (Hyperglykämie). Die in dem verzehrten Produkt enthaltene Zuckermenge ergießt sich innerhalb weniger Minuten in die Blutbahn.

Daraufhin schüttet die Bauchspeicheldrüse eine große Menge Insulin aus, um den Blutzuckerspiegel wieder zu senken. Nach etwa ein bis zwei Stunden führt dies im Körper wieder zu Unterzuckerung (Hypoglykämie), da zu viel Insulin abgegeben wurde. Jetzt stellen sich wieder Leistungsabfall und Heißhunger ein. Wird dieser Hunger wieder mit einem süßen Riegel oder Kuchen gestillt, beginnt das Spiel von vorne, ein Teufelskreis entsteht.

Stillt man den Heißhunger hingegen durch Vollkornbrot oder ein kerniges Müsli, werden die Nährstoffe nur langsam abgegeben, die Bauchspeicheldrüse wird weniger stark aktiviert, die Verwertung der Nahrungsmittel zieht sich über viele Stunden hinweg und versorgt so die Muskeln, Nerven und Gehirnzellen nachhaltig mit Energie. Hypoglykämie entsteht durch zu lange Pausen zwischen den Mahlzeiten oder durch Fehlernährung (zu viel Zucker) und kann langfristig den Körper schädigen: Stimmungsschwankungen, Nervosität, Verhaltensstörungen, Kopfschmerzen, Schlafstörungen sowie Hyperaktivität bei Kindern und Erwachsenen sind häufige Folgen davon und bilden das Vorstadium zu chronischen Erkrankungen wie Diabetes oder Arteriosklerose.

Nahrungsmittel, die müde machen und das Zunehmen begünstigen

Zu diesen Nahrungsmitteln zählen vor allem die folgenden Produkte: fetthaltiges Fleisch, Wurstwaren, Süßigkeiten wie Schokoriegel, Kuchen und Torten, Kartoffelchips, Fastfood wie Pommes frites und Hamburger, Industrie- und Fertignahrung.

Welche Nahrungsmittel versorgen uns nachhaltig mit Energie?

Mehr als ein Fünftel der Energie, die uns Nahrungsmittel liefern, benötigt das Gehirn. Die richtige Zusammensetzung dieser Nahrungsmittel hat einen sehr großen Einfluss auf die Gedächtnisleistung, die Sprache, die Aufnahmefähigkeit und die Konzentration sowie auf unsere Fähigkeit zu logischem Denken. Ein leistungsfähiges Gehirn braucht außerdem genügend Sauerstoff – ein Grund mehr, sich viel an der frischen Luft aufzuhalten. Darüber hinaus benötigt unser Gehirn auch genügend Cholin, ein Vitamin aus der B-Gruppe, zu finden in Eigelb, Bierhefe, Weizenkeimen, Soja, unraffinierten Pflanzenölen und Fisch. Auch die anderen B-Vitamine sind unentbehrlich für eine gut funktionierende Gehirnarbeit und sind in Äpfeln, Birnen, Trauben, Nüssen, Rosinen, Datteln und Tomaten enthalten. Der im Gehirn ausgeschüttete Nervenbotenstoff Serotonin ist zuständig für Stimmungen und Lernfähigkeit. Damit der Körper Serotonin bilden kann, benötigt er Tryptophan, eine Substanz, die in Joghurt, Vollkornprodukten, Nüssen, Bananen, Fisch, Huhn und Truthahn enthalten ist.

Regelmäßige Mahlzeiten versorgen Gehirn und Körper nachhaltig mit der benötigten Energie.

Folgten wir unserem natürlichen Appetit, müssten wir uns nicht um Kalorien oder Lebensmittelqualität kümmern

Wie Fritz-Albert Popp, Professor am *International Institute of Biophysics* in Neuss (Deutschland), in seinem Buch *Die Botschaft der Nahrung* ausführt, wählen Wildtiere aus dem reichhaltigen Angebot der Natur mit erstaunlicher Präzision die für sie am besten geeignete und qualitativ hochwertigste Nahrung aus. Einen „gesunden Appetit" zu haben, bedeutet nach Auffassung von Popp, diese Fähigkeit zu pflegen und zu bewahren. Durch künstliche Veränderung der Nahrung – dies beginnt bereits bei der Fertignahrung für Säuglinge! – werden unsere Detektoren für Qualität, die Sensorien, die feinen Geschmacksnerven, verändert. So bevorzugen beispielsweise US-Amerikaner Ananas aus Dosen, da sie sich an den Zinngeschmack gewöhnt haben. Hauskatzen ziehen das mit Aromen angereicherte Katzenfutter dem ehemals wichtigen frischen Mausfleisch vor.

Sicher ist es richtig, so weit wie möglich seinem Appetit auf frische, naturbelassene Nahrung zu folgen und auf jene Speisen zu verzichten, die nur mit Widerwillen verzehrt werden. Die Konzentration auf den individuell gesunden Appetit, das Achten auf die eigenen Bedürfnisse, das Vermeiden von Nahrungsmitteln, die einem nicht schmecken, sind wichtige Maßnahmen im „Kampf" gegen durch Fastfood hervorgerufene Langzeitschäden. Ein „gesunder Appetit" zeichnet sich vermutlich auch dadurch aus, dass er zu einer möglichst großen Nahrungsvielfalt tendiert und Eintönigkeit vermeidet. Dies kann durchaus über einen Zeitraum von mehreren Wochen geschehen und muss nicht täglich vorkommen. Dieser natürliche Instinkt und Wunsch nach Abwechslung verhilft zu einer Erweiterung des „Geschmackshorizonts" des Verbrauchers und befreit ihn von Abhängigkeiten von Süßigkeiten und anderem übermäßigen Genussmittelkonsum.

Hat Gewichtszunahme mit Kalorienzufuhr zu tun?

Hält man sich an die oben genannte Regel, so ist dies nach Auffassung von Popp eine sinnvollere Maßnahme gegen Übergewicht als fragwürdige Diäten. Glücklicherweise sorgt nämlich der „gesunde" Appetit dafür, dass die Sättigung durch das Gefühl der Behaglichkeit und die Wärmeproduktion des Körpers durch eine geringere Kalorienzufuhr besser zu erreichen ist, als durch den Verzehr von Produkten, die den Appetit bewusst oder unbewusst unbefriedigt lassen, wie dies bei „low fat", „low cholesterol" oder „künstlich gesüßten" Nahrungsmitteln der Fall ist.

Der „gesunde" Appetit reagiert auch nicht auf Einzelkomponenten, wie es die chemische Analyse tut, sondern auf die Gesamtkomposition der Nahrung. Unsere Sinnesorgane, so auch das Auge, bezeugen dies. Die Biophotonik, ein von Popp angewandtes Testverfahren, mithilfe dessen sich Qualität und Frische der Nahrung bestimmen lassen, objektiviert diese Eindrücke. Der „gesunde" Appetit spricht auf das *abgerundete Zusammenspiel aller Lebensmittel* an.

Was nehmen wir zu uns: Kalorien, Ordnungen oder Licht?

Geht man von einem mechanistischen Weltbild aus, so „tanken" und verbrennen wir genau abgezählte Kalorien. Unser Hunger ist wie eine Benzinuhr, die den sinkenden Blutzuckerspiegel anzeigt. Die Nährstoffe, die wir zu uns nehmen, sind ein Kraftstoffgemisch, womit wir unseren Körper in Gang bringen und am Leben erhalten.

Nach Auffassung von Popp nehmen wir mit der Nahrung jedoch gespeichertes Licht auf, das unsere Körperzellen zur zellulären und interzellulären Kommunikation benötigen. Diese Kommunikation hat Popp im Labor nachgewiesen. Die Lebensmittelqualität bestimmt der Wissenschaftler mithilfe der für unseren Organismus so lebenswichtigen Lichtspeicherfähigkeit der Nahrungsmittel. Natürlich enthalten frische, regional angebaute, saisonale Bio-Gemüse, Früchte und andere pflanzliche Lebensmittel mehr gespeichertes Licht als unter künstlichen Bedingungen gewachsene Treibhausware, Produkte aus Hydrokultur, tiefgekühlte, konservierte, über große Entfernungen transportierte, zu früh geerntete und für eine bessere Haltbarkeit industriell veränderte und „veredelte" Nahrungsmittel.

Wir ernähren uns von Licht!

Die Autoren Fritz Albert Popp und Marco Bischof sowie der Physiker Erwin Schrödinger – Letzterer bereits vor 50 Jahren – betonen es immer wieder: Der Mensch sei nicht primär ein Kalorien-, Fleisch-, Allesfresser oder Vegetarier, sondern ein Ordnungsräuber und Lichtsäuger.

Pflanzen beziehen ihre Energie direkt von der Sonne. Die Photosynthese verwandelt das Licht in biologisch verfügbare Energie. Photonen verbinden die überall vorhandenen Kohlendioxid- und Wassermoleküle zu Glukosepäckchen, die wiederum jedem höheren Lebewesen als Energiequelle zur Verfügung stehen. Bei

Mensch und Tier werden diese Glukosepäckchen wieder in ihre Bestandteile Kohlendioxid und Wasser zerlegt und nach ihrer Verwertung ausgeschieden. Zurück bleibt in den Organismen die Sonnenenergie, die alle Lebewesen auf eine noch nicht vollständig verstandene Weise antreibt, versorgt und, so Schrödinger, auch ordnet.

Kleine Ess- und Verhaltensschule

Anleitung zum mühelos weniger essen

- Vor dem Essen ein Glas Wasser trinken – dies füllt den Magen und bewirkt einen Dehnungsreiz auf die Magenwände. So stellt sich das Sättigungsgefühl schneller ein.
- Einen kleinen Teller benutzen und diesen ganz füllen.
- Nahrungsmittel in verschiedenen Farben wählen; entweder nach der Ernährungslehre der Fünf-Elemente oder aber nach persönlichen Vorlieben.
- Aus dem Essen ein Event machen – mit schönem Geschirr, feierlich brennenden Kerzen, viel Zeit, Muße, schönen Gesprächen.
- Mindestens fünf kleine Mahlzeiten, über den Tag verteilt, begünstigen einen konstanten Blutzuckerspiegel. So unterliegt die Insulinausschüttung keinen starken Schwankungen und unser Energieniveau ist ausgeglichen. Heißhungerattacken, hervorgerufen durch einen starken Abfall des Insulinspiegels, werden dadurch vermieden. Morgens wie ein Kaiser essen, mittags wie ein König und abends wie ein Bettler – diese alte Weisheit ist mittlerweile wissenschaftlich belegt.
- Nie mit leerem Magen einkaufen gehen! Wer hungrig ist, kauft mehr als geplant und isst schon beim Einkauf und anschließend auf dem Nachhauseweg zu viel und das Falsche.
- Ein Ernährungstagebuch führen: So lässt sich das eigene Essverhalten sehr gut kontrollieren. Ein Blick in das Buch genügt, um herauszufinden, ob man wieder einmal geschummelt hat.

Diäten

Weshalb man bei Hoch-Protein-Diäten schnell abnimmt

Extreme Crashdiäten verzichten häufig auf die Zufuhr von Kohlenhydraten zugunsten von stark proteinhaltigen Nahrungsmitteln. Auf diese Weise nimmt man tatsächlich schnell ab. Warum? Ernährungswissenschaftlern zufolge reduziert sich der Grundumsatz bei verminderter Kalorienzufuhr – der Körper schaltet auf „Hungersnot" –, und jede Kalorie wird besonders gut verwertet. Hat sich der Körper einmal auf diese Art der Nahrungsverwertung eingestellt, bleibt sie erhalten, insbesondere bei übergewichtigen Menschen. Diese bleiben also gegen ihren Willen ganz hervorragende „Futterverwerter". Ist die Energiezufuhr niedriger als der tägliche Bedarf, so hat unser Körper die Möglichkeit, seine Energiedefizite mithilfe von Glykogen, Eiweiß und Fett zu decken. Diese drei Nahrungsbausteine binden Wasser in unterschiedlichem Ausmaß. Glykogen und Eiweiß (Bestandteile der Hoch-Protein-Diät) binden die vierfache Menge an Wasser, Fett jedoch nur die 0,5-fache Menge. Hat man ein tägliches Energiedefizit von 1000 Kalorien, so führt dies, wenn die fehlende Energie nur mithilfe von Eiweiß und Glykogen gedeckt wird, zu einer stärkeren Reduktion des Körpergewichtes, als wenn man Fett, Proteine und Kohlenhydrate in ausgewogenen Anteilen zu sich nimmt. So erklärt sich die anfänglich schnelle und erfolgreiche Gewichtsabnahme bei einer Hoch-Protein-Diät – die aber niemals nachhaltig sein kann.

Entschließt man sich, eine Diät zu machen, sollte dies so früh wie möglich geschehen, also bei noch geringem Übergewicht. Außerdem kommt es bei einseitigen Diäten immer wieder zu einem Mangel an Vitaminen und Spurenelementen. Die Minimalanforderungen an die Nährstoffzusammensetzung sollten deshalb auch bei einer Diät eingehalten werden.

Motivation

Natürlich ist eine erfolgreiche Gewichtsabnahme die beste Motivation. Um „am Ball zu bleiben“ und gute Fortschritte zu machen, kann es hilfreich sein, sich einer Therapie zu unterziehen oder sich in einer Gruppe mit Gleichgesinnten zu treffen.

Vegetarismus

Vegetarier müssen weniger stark auf ihr Gewicht achten, da sie kein verstecktes Fett zu sich nehmen. Fleischlos zu essen verhilft zu besserer und mehr Energie und hat den positiven Nebeneffekt, dass man nicht unfreiwillig Antibiotika und Wachstumsförderer zu sich nimmt. Außerdem kommt der fleischlosen Lebensweise eine wichtige Rolle bei der Osteoporose-Prävention zu. Die groß angelegten Studien zum Thema Vegetarismus an der Universität Gießen und am Deutschen Krebsforschungszentrum in Heidelberg sowie die vom deutschen Bundesgesundheitsamt in Auftrag gegebene Langzeitstudie belegen eindeutig, dass Vegetarier nicht unter Mangelerscheinungen leiden, sondern ein geringeres Körpergewicht haben und nur selten von hohem Blutdruck, erhöhtem Cholesterinspiegel oder anderen Zivilisationskrankheiten (Herz-Kreislauf-Erkrankungen, Krebs) betroffen sind.

Wasser

Besonders während einer Diät sollten täglich zwei bis drei Liter Wasser getrunken werden. Trinken Sie außerdem immer ein Glas Wasser vor dem Essen!

Bewegung: Den Verbrennungskoeffizienten durch Sport erhöhen

Wer wirklich abnehmen will, muss seinen Grundumsatz in jeder Hinsicht ändern: die Art der Ernährung, die Anzahl der Mahlzeiten (fünf pro Tag) und die Intensität der täglichen Bewegung. Treiben Sie Sport – und scheuen Sie sich nicht, dabei auch zu schwitzen. Täglich 20 Minuten oder mindestens drei- bis viermal pro Woche machen den überflüssigen Pfunden Beine!

Burnfett-Programm

In dem Artikel *Locker zum Wunschgewicht* von Claudia Peter kommt die aus Bern in der Schweiz stammende Spezialistin für Fettverbrennung Helen Roggli zu Wort. Sie hat herausgefunden, dass sanftes Ausdauertraining hilft, Fett abzubauen. Bei einem Training mit einem Puls zwischen 85 und 105 Schlägen pro Minute beginnt der Körper, das in seinen Depots angelegte Fett zu verbrennen. Solch ein sanftes Fettabbau-Training sollte etwa dreimal pro Woche jeweils vierzig Minuten lang durchgeführt werden. Auch wenn es Überwindung kostet, sollte das Training am besten vor dem Frühstück oder drei Stunden nach der letzten Mahlzeit stattfinden.

Waage

Wie wäre es eigentlich, ohne Waage zu leben? Schließlich merkt man es ja an der eigenen Kleidung, ob man zu- oder abgenommen hat. Darüber hinaus bewirkt der Verzicht auf eine Waage (und somit auf das tägliche Wiegen) auch eine Verlagerung des Fokus: Die Konzentration verlagert sich vom „Zünglein an der Waage“, vom Ärger oder Missmut über einige wenige hundert Gramm mehr oder weniger (was lediglich Flüssigkeit sein kann), hin zu mehr Gehör für die innere Stimme; die Aufmerksamkeit richtet sich auf den Appetit, das Sättigungsgefühl und das Körpergefühl.

Wenn eine Gewichtskontrolle nötig ist, so kann sie einmal wöchentlich, immer zur selben Tageszeit, vor den Mahlzeiten, vorgenommen werden.

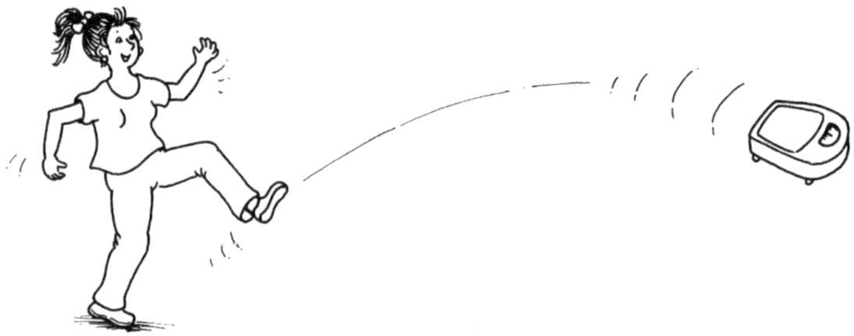

Übungen zum Auflösen der einschränkenden Glaubenssysteme, die das Abnehmen boykottieren

Mithilfe der nachfolgend beschriebenen kinesiologischen Techniken können negative Glaubenssätze ausprogrammiert, Stressfaktoren aufgelöst und ein positives Ziel eingeübt werden. Sie haben sich vielfach bewährt und können von jedermann angewandt werden.

1. Emotionaler Stressabbau:
Die Stirnpunkte halten und mit geschlossenen Augen den negativen „Film“ in Gedanken ablaufen lassen. Überlegen Sie sich, wovor Sie Angst haben oder denken Sie an Situationen, die andere negative Gefühle wachrufen und die Sie dazu bewegen, zu viel zu essen. Hierzu gehört auch das Gefühl, dass man sich ablehnt, dass man von der eigenen Person frustriert ist, dass man sich in der gegenwärtigen Kleidergröße nicht mag und den derzeitigen Körperumfang ablehnt, oder dass man sich selbst verurteilt, weil man zu viel und maßlos isst. Auch unangenehme Erlebnisse, die mit dem eigenen Übergewicht zusammenhängen, können Teil dieses „Films“ sein. Diesen negativen Film dreimal in Folge ablaufen lassen.

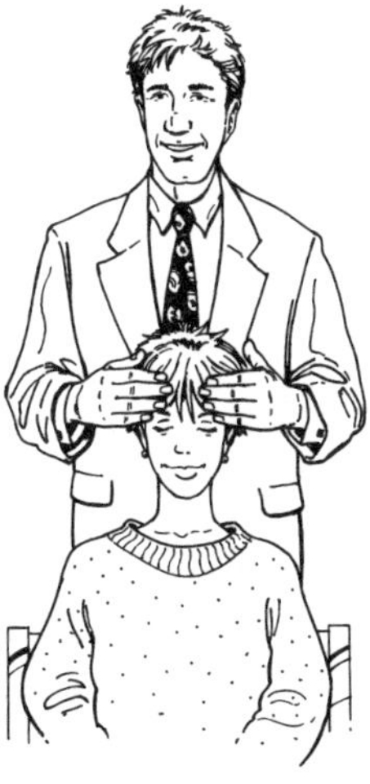

Zeichnung: H. Klavinius

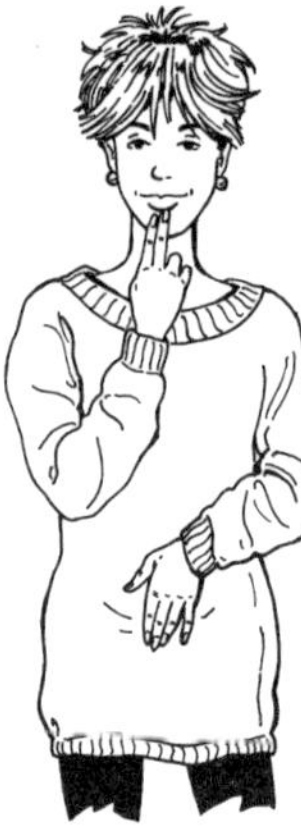

Zeichnung: H. Klavinius

2. Energieübungen:
Die Brain-Gym®-Übung „Erdpunkte“ (Aktivierung des Zentralmeridians): Legen Sie eine Hand auf den Bauchnabel, die andere an die Unterlippe. Dadurch wird die Energie des Zentralmeridians aktiviert und hilft, die obere und untere Körperhälfte zu verbinden und das Gehirn zu stimulieren. Wechseln Sie nach etwa einer halben Minute die Hände.

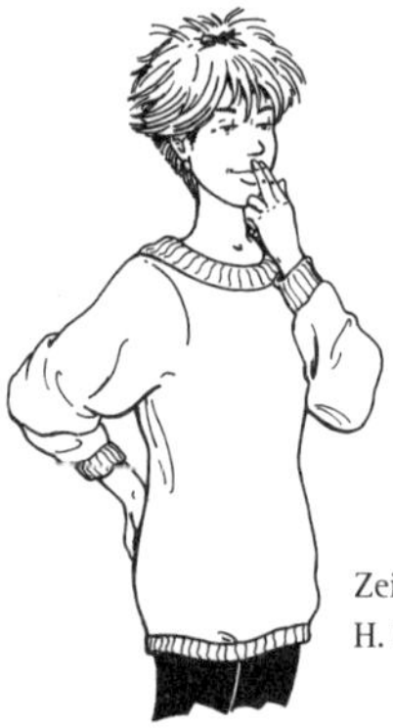

Zeichnung: H. Klavinius

Die Brain-Gym®-Übung „Raumpunkte“: Legen Sie zwei Finger über die Oberlippe und die andere Hand direkt über das Steißbein. Diese Übung aktiviert die Energie des Gouverneurmeridians und sorgt für ein entspanntes, optimales Funktionieren des Gehirns. Wechseln Sie nach etwa einer halben Minute die Hände.

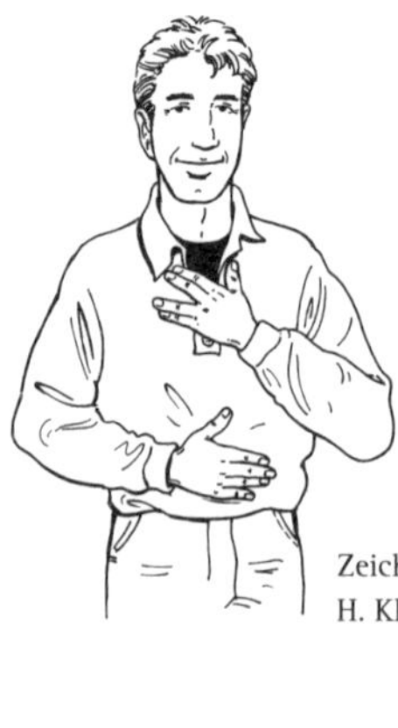

Zeichnung: H. Klavinius

Die Brain-Gym®-Übung „Gehirnpunkte“: Massieren Sie mit Daumen und Zeigefinger die beiden weichen Stellen unterhalb des Schlüsselbeins, links und rechts vom Brustbein. Mit der anderen Hand halten Sie den Bauchnabel. Wechseln Sie nach etwa einer halben Minute die Hände. Diese Übung hilft, die linke und die rechte Gehirnhälfte zu verbinden und aktiviert die Energie des Nierenmeridians.

3. Augenkreisen:
Legen Sie Daumen und Ringfinger aneinander (ein kleiner Kreis entsteht), halten Sie die Stirnpunkte mit dem Zeige- und Mittelfinger der gleichen Hand und wiederholen Sie langsam und laut den Sabotagesatz – er beschreibt das negative Glaubenssystem, das man loslassen möchte. Indem man langsam die Augen dazu kreisen lässt, steuert man viele Gehirnbereiche an, die sonst vom Bewusstsein ausgeschlossen und dafür verantwortlich sind, dass man das Falsche oder zu viel isst. Die Kombination aus Augenkreisen und Zielsatz bewirkt, dass viele Bereiche des Gehirns besser integriert und aktiviert werden.

Lassen Sie Ihre Augen langsam kreisen, sowohl im Uhrzeigersinn als auch in der Gegenrichtung, und wiederholen Sie den Sabotagesatz etwa fünfmal langsam, laut und deutlich. Wenn es Ihnen schwer fällt, beides gleichzeitig zu tun, dann wiederholen Sie zuerst den Satz und lassen anschließend die Augen kreisen, zuerst im Uhrzeigersinn und dann in der Gegenrichtung.

4. Positiver Film:
Nun lassen Sie – nach wie vor in der Vorstellung – den positiven Film ablaufen: Halten Sie die Stirnpunkte, schließen Sie die Augen und stellen Sie sich vor, wie Sie mit Appetit und Lust essen und rechtzeitig, sobald das Sättigungsgefühl sich einstellt, aufhören, anstatt maß- und zügellos zu essen. Vergegenwärtigen Sie sich, wie Sie sich selbst akzeptieren, mit all Ihren Stärken und Schwächen. Denken Sie an Ihre Wunsch-Kleidergröße und malen Sie sich aus, wie Sie darin aussähen. (Machen Sie einen gedanklichen Einkaufsbummel, gehen Sie in die Modeabteilung zu der Kleidung in der Wunschgröße.) Überlegen Sie sich, was Sie tun würden, wenn Sie schlanker wären, was Sie unternehmen würden – statt aus Langeweile oder Frust zu essen.

5. Positiver Film und Fragebogen:

Wenn Sie möchten, können Sie die unter Punkt 4 beschriebene Übung noch fortsetzen. Stellen Sie sich vor, was Sie tun möchten, um das, was Ihnen in Ihrem Leben noch fehlt, zu erreichen, um zufriedener zu sein. Was wollten Sie schon immer einmal tun, und dachten jedoch, Sie hätten keine Zeit oder Möglichkeit dafür? Füllen Sie hierzu den Fragebogen im Anhang aus.

6. Augenkreisen und positiver Zielsatz:

Nun wird die Bewegungsabfolge aus Übung 3 mit dem positiven Zielsatz kombiniert: Daumen und Ringfinger berühren sich, mit Zeige- und Mittelfinger halten Sie die Stirnpunkte und sprechen dabei den positiven Zielsatz aus – das positive Programm, welches das negative, einschränkende Glaubenssystem ersetzen soll. Wiederholen Sie den positiven Zielsatz laut, langsam und deutlich etwa fünfmal und kreisen Sie gleichzeitig mit den Augen, nach links und nach rechts. Wenn Sie während des Kreisens der Augen nicht gleichzeitig den Satz laut sprechen können, dann beginnen Sie mit dem Satz und lassen die Augen danach kreisen.

7. Überkreuzbewegung und Augenkreisen:

Gehen Sie auf der Stelle und berühren Sie abwechselnd mit jeder Hand das gegenüberliegende Knie. Lassen Sie gleichzeitig die Augen kreisen, zuerst nach links, dann nach rechts. Wenn sich die Übungen nicht gleichzeitig machen lassen, beginnen Sie mit der Überkreuzbewegung und beenden Sie die Übungsfolge mit dem Augenkreisen.

8. Das Längen des Psoas:

Diese Übung kennt man im Yoga auch als „Trikonasana“: Machen Sie mit dem rechten Bein einen Schritt nach vorne, sodass die Fußspitze in Blickrichtung zeigt, und gehen Sie leicht in die Knie. Das linke Bein ist nach hinten ausgestreckt und der linke Fuß ist nach außen gedreht, sodass die Zehen nach links zeigen. Die Arme und Hände werden gerade nach vorne und hinten gestreckt. Während der Oberkörper aufrecht bleibt, beugen Sie das rechte Knie, bis Sie eine Dehnung spüren. In dieser Stellung verharren Sie einige Atemzüge lang. Danach wiederholen Sie dasselbe mit dem andern Bein. Die ganze Übung sollte mindestes dreimal pro Seite wiederholt werden.

9. Emofree:

Klopfen Sie je 30-mal mit den Zeige- und Mittelfingern Ihrer Hände auf den so genannten „Klopfpunkt 1", der auf dem Jochbein direkt unterhalb der Augen liegt. Klopfen Sie kräftig, ohne dass es jedoch wehtut. Anschließend klopfen Sie den so genannten „Serienpunkt" auf Ihrem Handrücken. Die Stelle befindet sich auf dem Handrücken, in der Mitte zwischen den Mittelhandknochen des kleinen Fingers und des Ringfingers. Welche Hand Sie dabei benutzen, ist nicht von Bedeutung.

Während Sie diese Punkte klopfen, sprechen Sie den Zielsatz bis Sie eine gewisse Erleichterung spüren. Währenddessen darf natürlich auch darüber nachgedacht werden, was einen bislang daran gehindert hat, das gesteckte Ziel zu erreichen.

(Weitere Informationen zu dieser Methode finden Sie bei Callahan, *Der unwiderstehliche Drang,* VAK 2002, vgl. Literaturverzeichnis.)

Fragebogen – Entwickeln Sie Ihr Potenzial!

Dieser Fragebogen hilft, schlummerndes Potenzial – als Ersatz für übermäßiges Essen – zu wecken, positive Zielsätze zu finden und zu verankern und emotionale Saboteure sowie negative, einschränkende Glaubensmuster aufzuspüren, die das Abnehmen und andere gute Vorsätze verhindern.

Was immer Sie wollen – Sie werden es erreichen!
Was immer Sie auf keinen Fall wollen – auch das werden Sie erreichen!

1. Das wollte ich schon immer tun:

   ____

   Das wollte ich schon immer sein:

   ____

   Das wollte ich schon immer werden
   (hier auch Zielgewicht eintragen):

   ____

2. Weshalb wollte ich es schon immer?
   (Gefühle sind am wichtigsten!)

   ____

   ____

3. Was verspreche ich mir davon?

   ____

   ____

4. Habe ich es verdient? Steht es mir zu?
   Wenn nein, warum nicht?

   ____

   ____

5. Was habe ich bis jetzt getan, um mein Ziel zu erreichen?

   ____

   ____

6. Warum hat es bis jetzt nicht funktioniert?

   ____

   ____

7. Weshalb glaube ich nicht daran, dass ich es erreichen werde?

   ____

   ____

8. Was werde ich von jetzt an tun, um mein Ziel zu erreichen?
   - täglich:

     ____

   - wöchentlich:

     ____

   - monatlich:

     ____

   - in einem Jahr:

     ____

     ____

   - bis in fünf Jahren:

     ____

     ____

9. Negative Glaubenssysteme / Sabotageprogramme:

10. Meine positive Affirmation / Zielsatz:

Diesen positiven Zielsatz zusammen mit den Übungen zweimal täglich, einen Monat lang wiederholen, ab (Datum):

11. Gewichtige Probleme:
    - Was esse ich am liebsten? Was „muss" ich jeden Tag essen? (Diese Nahrungsmittel könnten für Allergien und Übergewicht verantwortlich sein.)
    - Womit könnte ich diese Lieblingsspeise ersetzen?

Nahrungsmittelliste zum Austesten von Unverträglichkeiten

Häufig sind auch einzelne Nahrungsmittel für Gewichtsprobleme verantwortlich. Erfahrungsgemäß lösen vor allem die nachfolgend aufgeführten Produkte bei manchen Menschen Allergien oder Unverträglichkeiten aus. Natürlich können auch andere Nahrungsmittel eine ungünstige Wirkung auf den Stoffwechsel haben, dies ist individuell verschieden. Betrachten Sie die Liste als Anreiz, sich mit den von Ihnen verzehrten Produkten zu beschäftigen, und achten Sie dabei verstärkt auf körperliche Reaktionen. Wenn Sie feststellen, dass Sie manche Nahrungsmittel weniger gut vertragen, so empfiehlt es sich, dies im Rahmen einer kinesiologischen Sitzung abklären zu lassen (in diesem Fall nehmen Sie das betreffende Nahrungsmittel mit zu Ihrem Termin). Adressen von Kinesiologinnen und Kinesiologen erhalten Sie über die kinesiologischen Gesellschaften und Berufsverbände (vgl. Anhang „Hilfreiche Adressen").

Getreide und Getreideprodukte

Amarant, Auszugsmehl (weißes Mehl), Brot, Buchweizen, Dinkel, Gerste, Hafer, Hirse, Knödel, Mais, Maismehl, Pizza, Roggen, Reis, Reismehl, Tapioka, Teigwaren, Weizen (Gluten).

Hefe

Ersatz bei Unverträglichkeit von Hefe: reiner Weinstein

Kartoffeln

Kartoffelchips, Pommes frites.

Gemüse

Bohnen (weiße Bohnen), Blumenkohl, Karotten, Knoblauch, Peperoni, Petersilie, Pilze, Rosenkohl, Rotkohl, Schnittlauch, Sellerie, Sprossen, Tomaten, Weißkohl, Weizengras, Zwiebeln.

Hülsenfrüchte

Alle Arten von Hülsenfrüchten.

Fleisch

Geflügel, geräuchertes Fleisch, Kalbfleisch, Lamm, Rindfleisch, Schweinefleisch, Wild, Wurstwaren (Salami etc.).

Fisch

Fisch (Süß- und Salzwasser), Lachs (geräuchert), Meeresfrüchte, Sardinen, Thunfisch (aus der Dose).

Früchte

Ananas, Äpfel, Bananen, Beeren (Brombeeren, Erdbeeren, Himbeeren, Johannisbeeren), Birnen, Mangos, Melonen, Papayas, Pflaumen, Trauben, Trockenfrüchte, Zitrusfrüchte.

Milch und Milchprodukte

Bifidus-Produkte, Joghurt, Käse (alle Fettstufen), Milch, Quark (alle Fettstufen), Schafsmilch, Schafskäse, Ziegenkäse, Ziegenmilch.

Eier und Eierprodukte

Alle Arten von Eiern und Eierprodukten.

Getränke

Bier, Kaffee, Kakaogetränke, Limonaden, Most, Leitungswasser, Mineralwasser (still), Obstsäfte (Fertigsäfte aus dem Handel), Tee (Schwarztee, Lindenblütentee, Pfefferminztee), Wein (rot, weiß).

Süßigkeiten

Ahornsaft, Bonbons, Desserts (Pudding etc.), Gummibärchen, Eiscreme, Honig, Kakao, Konfitüre, Kuchen, künstliche Süßstoffe, Brotaufstriche (Nutella etc.), Schokolade (wie viel?), Ursüße, Zucker.

Fette, Öle

Butter, Fette (tierische), Nüsse (Wal-, Hasel- und Erdnüsse etc.), Öle (pflanzlich), Sauerrahmbutter.

Gebäck
Salzstangen etc.

Diverses
Birchermüsli, Cornflakes, E-Additive, Essig (Malz, Balsamico), Kleieprodukte, Kokosmilch, Mandelmilch, Senf, Sojamilch.

Gewürze
Brühwürfel, Dill, Kümmel, Muskat, Pfeffer, Paprika, Nelken, Würzextrakt (Maggi etc.), Zimt.

Literatur

Bischof, Marco: *Biophotonen – das Licht in unseren Zellen*, Frankfurt: Verlag Zweitausendeins, 1995

Callahan, Roger J.: *Leben ohne Phobie*, Kirchzarten: VAK, 1999

Callahan Roger J.: *Der unwiderstehliche Drang*, Kirchzarten: VAK, 2001

Cariola, Sigrid: „Kinder zum Fressen verführt", in: *Saldo* Nr. 6, April 2003, Zürich: Consuprint AG

da Silva, Kim und Do-Ri, Rydl: *Energie durch Bewegung*, München: Droemer Knaur, 1995

Dennison, Paul: *Befreite Bahnen*, Kirchzarten: VAK, 1999

Dennison, Paul und Gail: *Brain-Gym® Lehrerhandbuch*, Kirchzarten: VAK, 2002.

Dahlke, Rüdiger: *Gewichtsprobleme*, München: Droemer Knaur, 1989

Diamond, John: *Die heilende Kraft der Emotionen*, Kirchzarten: VAK, 2001

Diamond, John: *Der Körper lügt nicht*, Kirchzarten: VAK, 2001

Hoffmann, Inge: *Schlank ab 40*, München: Gräfe & Unzer, 2002

Lüthi, Cornelia Andrea: *Feed Your Brain*, Zürich: Orell Füssli Verlag, 1998

Hein, Till: „Die Schokoladenseite des Lebens", in: *NZZ* vom 20.4.2003

Meier, Isabelle: *Wenn Essen zum Zwang wird. Ratgeber für Betroffene von Magersucht und Bulimie*, Zürich: Beobachter-Buchverlag, 2003

Münzing-Ruef, Ingeborg: *Kursbuch für gesunde Ernährung – die Küche als Apotheke*, München: Heyne, 1991

Ohne Autor: „Die Wahrheit über ein paar fette Vorurteile", in: *ZeitenSchrift* Nr. 37 / 2003, Rotkreuz: ZeitenSchrift-Verlag

Peter, Claudia: „Locker zum Wunschgewicht", in: *Pulstipp* März 2003, Zürich: Puls Media AG

Petersen, Ole und Goretzki, Sonia: *Der Fatburner*, Reinbek bei Hamburg: Rowohlt-Taschenbuch-Verlag, 2001

Pollmer, Udo und Warmuth, Susanne: *Lexikon der Populären Ernährungsirrtümer*, Frankfurt: Eichborn, 2000

Popp, Fritz-Albert: *Die Botschaft der Nahrung*, Frankfurt: Verlag Zweitausendeins, 1999

Robertson, Ian: *Das Universum in uns*, München: Piper, 2001

Rochlitz, Steven: *Aus dem Vollen schöpfen*, Kirchzarten: VAK, 1996

Stokes, Gordon und Whiteside, Daniel: *One Brain*, Kirchzarten: VAK, 2001

Stokes, Gordon und Whiteside, Daniel: *Tools of the Trade*, Kirchzarten: VAK, 2002

Thie, John F.: *Gesund durch Berühren*, München: Hugendubel, 1995

Topping, Wayne: *Stress Release*, Kirchzarten: VAK, 1997

Hilfreiche Adressen

Deutsche Gesellschaft für Angewandte Kinesiologie e.V.
Dietenbacher Str. 22
79199 Kirchzarten, Deutschland
Tel.: +49 (0) 76 61/98 07 56
www.dgak.de

Internationale Kinesiologie Akademie
Cunostrasse 50–52
60388 Frankfurt-Bergen, Deutschland
www.kinesiologie-akademie.de

IASK Schweiz
Postfach 7
4004 Basel, Schweiz
Tel.: +41 (0) 61/971 75 16
E-Mail: iask.ch@datacomm.ch

SBVK & Touch for Health Verein CH
Wattstr. 3
8050 Zürich, Schweiz
Tel.: +41 (0)1/310 75 15
E-Mail: tfh@bluewin.ch

Psychiatrische Poliklinik
Sprechstunde für Essstörungen
Culmannstr. 8
8091 Zürich, Schweiz
Tel.: +41 (0)1/255 52 80

Psychiatrische Poliklinik
Sprechstunde für Essstörungen
Inselspital
3010 Bern, Schweiz
Tel.: +41 (0)31/632 88 11

Arbeitsgemeinschaft Essstörungen AES
Feldeggstr. 69
8008 Zürich, Schweiz
Tel.: +41 (0) 43/488 63 73

Weight Watchers (Deutschland) GmbH
Uhlandstr. 9
40237 Düsseldorf, Deutschland
Tel.: +49 (0)211/96 86 216
www.weightwatchers.de oder www.weigthwatchers.ch

Homepage des gemeinnützigen Vereins Hungrig-Online
zum Thema Essstörungen:
www.hungrig-online.de

Fragen zum Thema Essstörungen beantwortet
die Klinik für Psychiatrie in Leipzig:
www.ab-server.de

Website für von Magersucht Betroffene und deren Angehörige,
mit einer Liste der Beratungsstellen in der Schweiz:
www.magersucht.ch

Aktuelle Informationen zu Ernährungslehre
und neueste Erkenntnisse zum Thema Übergewicht:
www.bulimie-zentrum.de

Ernährungsberatung für Kinder, mit Tipps zum Abnehmen:
www.klinikschoensicht.de

Über die Autorin

Katharina Gattiker-Bertschinger lebt und arbeitet in Zürich. Vor ihrer Ausbildung zur Kinesiologin war die Journalistin zehn Jahre in England und Hongkong tätig. Seit 1992 leitet sie ihre eigene kinesiologische Praxis und engagiert sich als Kursleiterin in der Fortbildung. Die Mutter von drei inzwischen erwachsenen Kindern hat bereits viele Artikel publiziert und ein weiteres Buch zum Thema Kinesiologie verfasst *(Kinesiologie in Alltag, Schule und Beruf)* sowie einen Gedichtband *(Zeitzeugen)*.

Annemarie Goldschmidt:

Alles klar mit Kinesiologie

Hellwach und voller Energie durch den Alltag

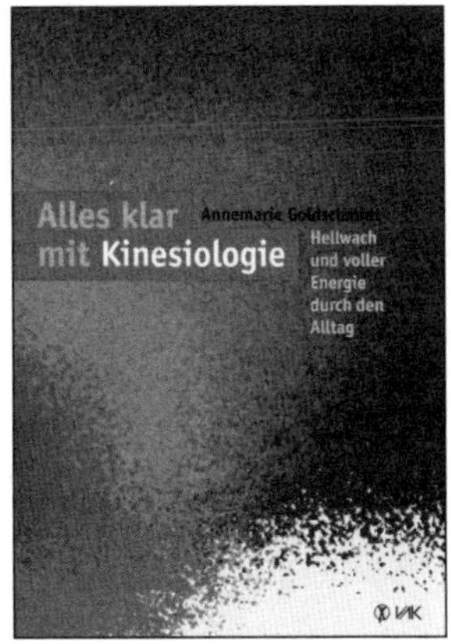

Das Buch beschreibt kinesiologische Selbsthilfeübungen, mit denen man auf einfache Weise möglichen Stress sowie Lern- und Verständnisproblemen im Alltag vorbeugen und sie ggf. bewältigen kann. Die Übungen schalten alle Sinne ein, integrieren das gesamte Gehirn, bringen unsere Energie in Fluss und sorgen für innere Ruhe und Ausgeglichenheit.

Das Buch richtet sich zunächst an Erwachsene, doch wird nach jeder Übungsbeschreibung auch aufgezeigt, wie man sie zusammen mit Kindern umsetzen kann. Außerdem wird erklärt, wie und warum die Übungen wirken. Zur Veranschaulichung bringt die Autorin Beispiele aus Ihrem Alltag.

178 Seiten, 18 Abbildungen, Paperback (15 x 21,5 cm)
ISBN 3-932098-06-4

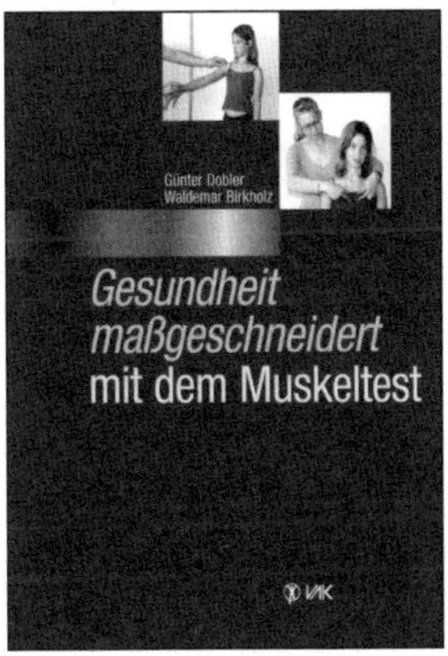

Günter Dobler, Waldemar Birkholz:

Gesundheit maßgeschneidert mit dem Muskeltest

Jeder braucht etwas anderes, um gesund zu bleiben. Dieses Buch bietet einen „Fahrplan" für das persönliche Wohlergehen mit Hilfe des kinesiologischen Muskeltests: Tests und Ratschläge zu Allergien, Blütenessenzen, Ernährung, Aromatherapie, Edelsteinen, Elektrostress, Farben, Heilkräutern und Tees, Mineralstoffen, Zimmerpflanzen, zum Schlafplatz, zu Stressoren und zu vielem mehr.

183 Seiten, zahlreiche Abbildungen, Paperback (16 x 21,5 cm)
ISBN 3-932098-56-0

Roger J. Callahan:

Der unwiderstehliche Drang

Süchte – und was Sie dagegen tun können

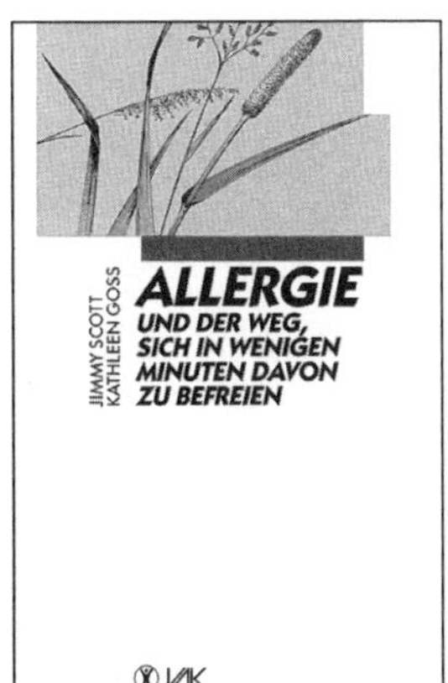

„Warum esse ich den ganzen Tag, obwohl ich keinen Hunger habe?" Immer mehr Menschen leiden heute unter Suchterscheinungen, angefangen vom Drang nach Schokolade, Alkohol, Koffein und Nikotin über zwanghaftes Verhalten (wie Glücksspiel oder Dauerfernsehen) bis hin zur Abhängigkeit von Drogen wie Valium, Kokain, Heroin. Roger Callahan zeigt, wie man seine bereits aus *Leben ohne Phobie* bekannte Methode auf Süchte anwenden und akuten Suchtdrang damit überwinden kann. Er schildert, wie man die Behandlung mit der Technik des Visualisierens unterstützt, und beschreibt eine Entspannungsübung, mit der sich Stress abbauen und ein Rückfall ins Suchtverhalten vermeiden lässt.

115 Seiten, 5 Abbildungen, Paperback (13 x 20,5 cm)
ISBN 3-924077-29-0